Anatomie Vétérinaire
À COLORIER

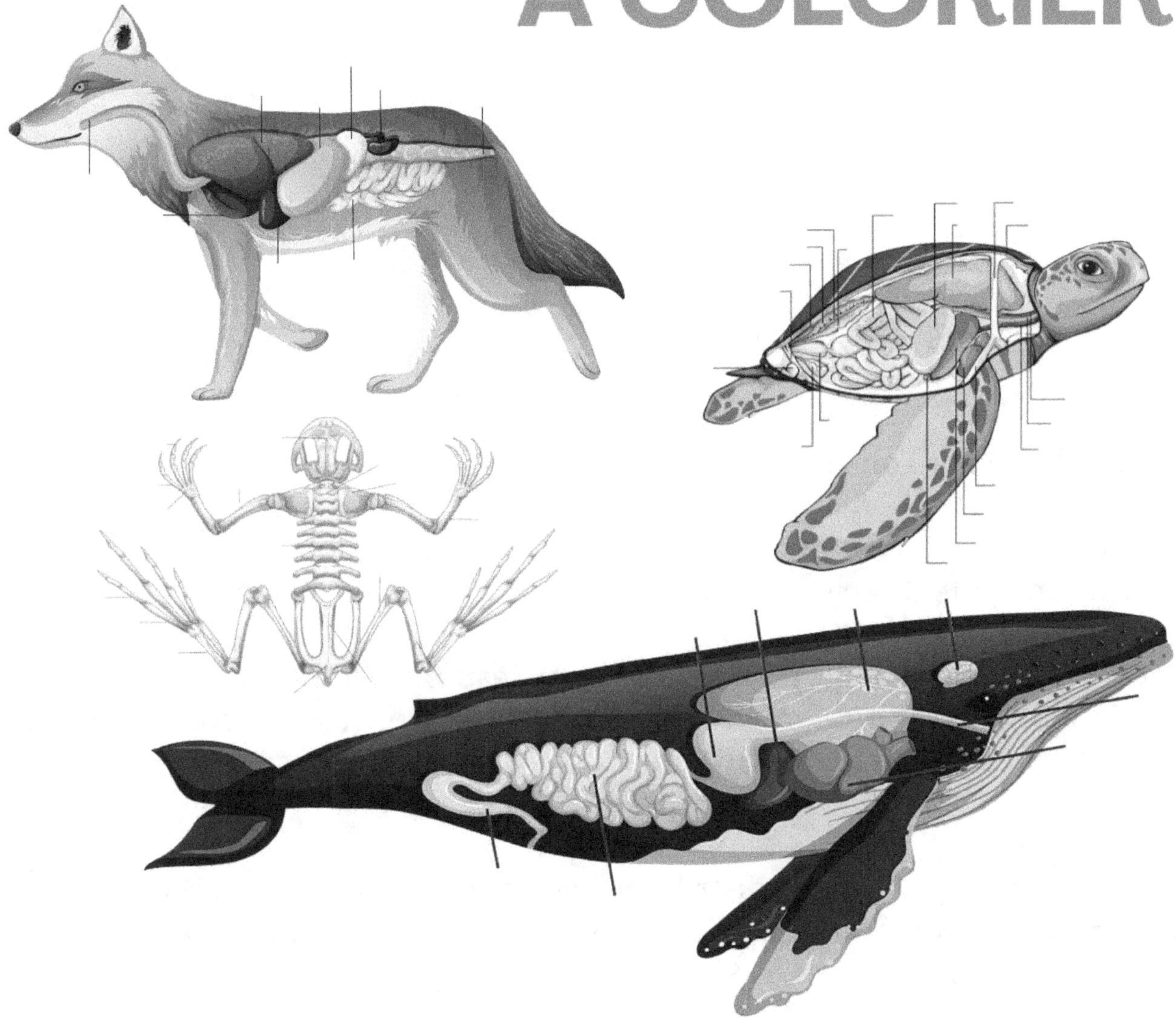

Physiologie Animale

Summer Q. S. Parks

© **Copyright 2020 - Tous droits réservés.**

Le contenu de ce livre ne peut être reproduit, dupliqué ou transmis sans l'autorisation écrite directe de l'auteur.

En aucun cas, l'éditeur ne pourra être tenu responsable ou en faute pour toute réparation, dommage ou perte monétaire dû aux informations contenues dans ce document, directement ou indirectement.

Avis juridique:
Vous ne pouvez modifier, distribuer, vendre, utiliser, citer ou paraphraser aucune partie du contenu de ce livre sans le consentement de l'auteur.

Avis de non-responsabilité:
Veuillez noter que les informations contenues dans ce document sont uniquement à des fins éducatives et de divertissement. Il n'y a aucune garantie expresse ou implicite d'aucune sorte. Les lecteurs reconnaissent que l'auteur n'est pas impliqué dans la fourniture de conseils juridiques, financiers, médicaux ou professionnels.

INTRODUCTION

Ce livre sert d'introduction à l'anatomie et à la physiologie vétérinaires, et mon objectif est de vous aider à vous familiariser avec les termes anatomiques corrects et à pouvoir les localiser et les reconnaître, tout en s'amusant et en les colorant de manière relaxante.

Il est idéal pour ceux qui débutent avec ces connaissances en anatomie animale et pour les amoureux des animaux de tous âges.

J'espère que vous l'appréciez beaucoup!

TABLE DES MATIÈRES

Petits animaux : Morphologie, Squelette et Anatomie interne

Cellule animale	12
Chat	16
Chèvre	20
Chien	24
Grenouille	28
Lapin	34
Loup	36
Mouton	42
Oie	44
Oiseau	46
Poisson	54
Porc	56
Poule	58

TABLE DES MATIÈRES

Tortue — 62

Tortuga de mer — 64

Grands animaux : morphologie, squelette et anatomie interne

Baleine — 70

Cheval — 76

Crocodile — 82

Girafe — 84

Lamantin — 88

L'éléphant — 90

Requin — 94

Vache — 98

Conclusion — 105

PETITS ANIMAUX

- Morphologie
- Squelette
- Anatomie Interne

Anatomie de la cellule animale

Colorez le nom et la partie indiquée :

1. Ribosomes
2. Microtubules
3. Noyau
4. Mitochondries
5. Vacuole
6. Cytoplasme
7. Appareil de Golgi
8. Vésicules
9. Réticulum endoplasmique
10. Membrane plasma
11. Centrioles
12. Les lysosomes

Anatomie de la cellule animale

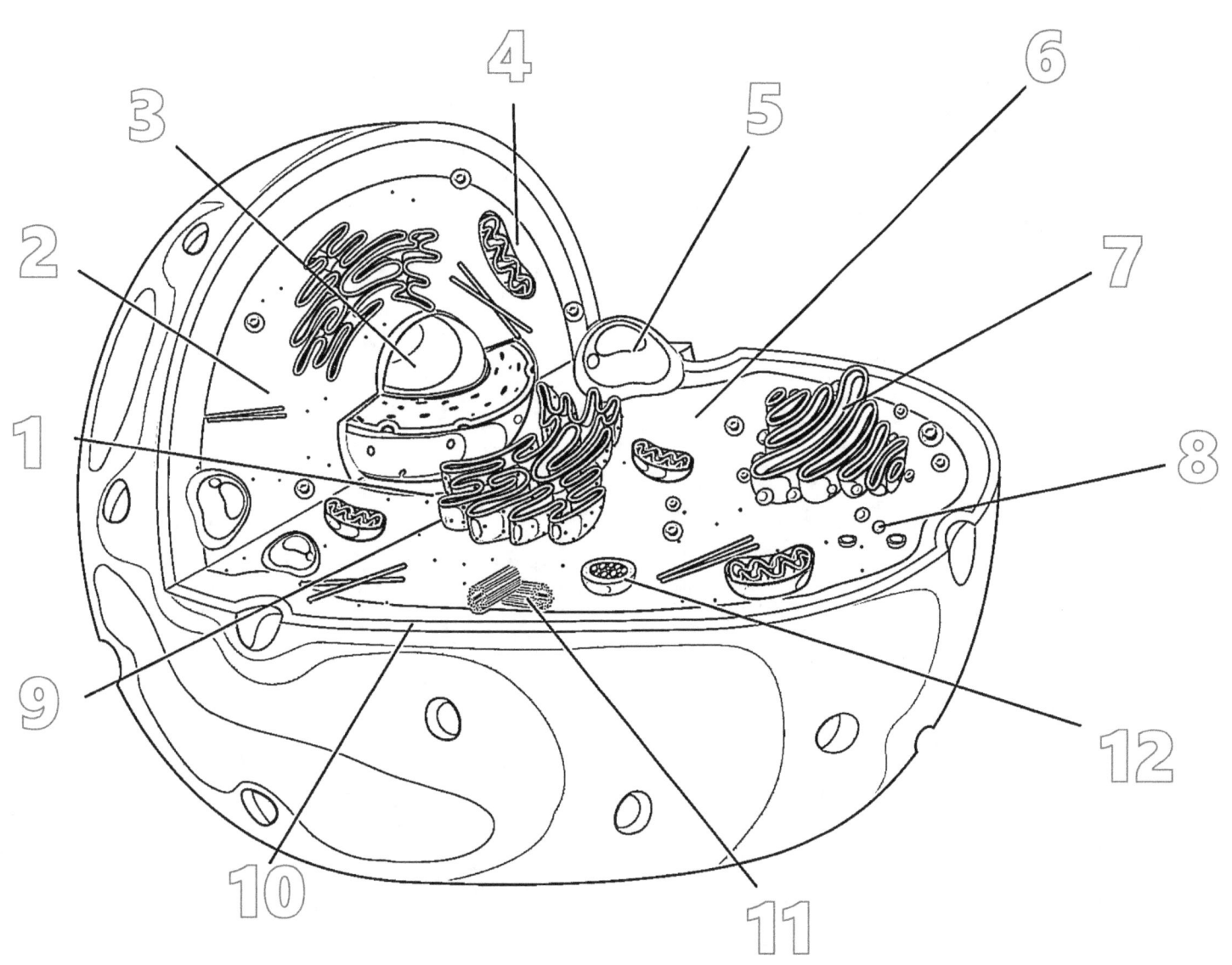

Anatomie du noyau cellulaire

Colorez le nom et la partie indiquée:

1. Membrane nucléaire
2. Nucléole
3. Pore nucléaire
4. Nucléoplasme

Anatomie du noyau cellulaire

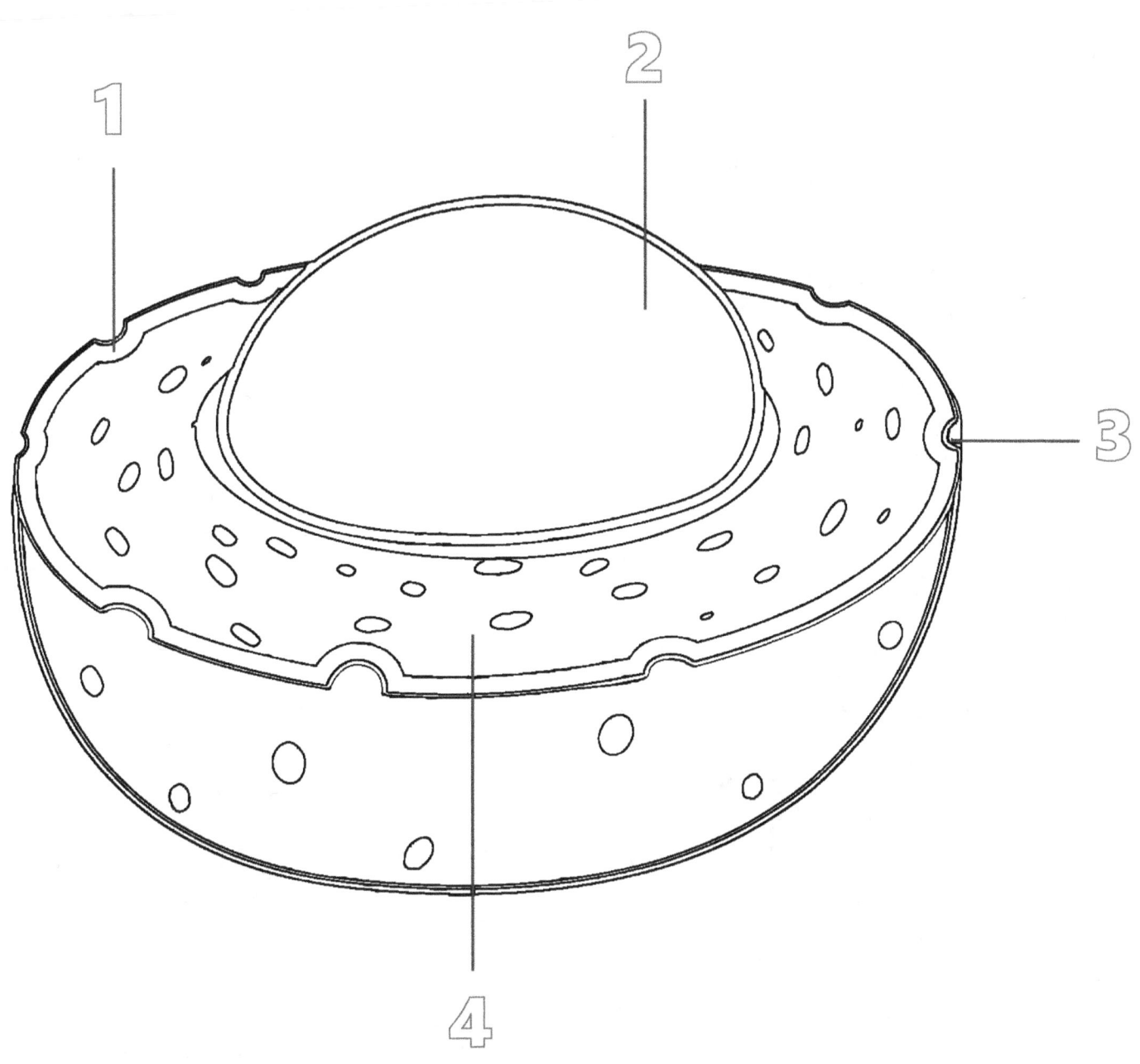

Squelette de chat

Colorez le nom et la partie indiquée :

1. Crâne
2. Vertèbre
3. Humérus
4. Radius
5. Cubitus
6. Côtes
7. Carpe
8. Fémur
9. Ischion
10. Phalanges
11. Vertèbres caudales
12. Métatarse

Squelette de chat

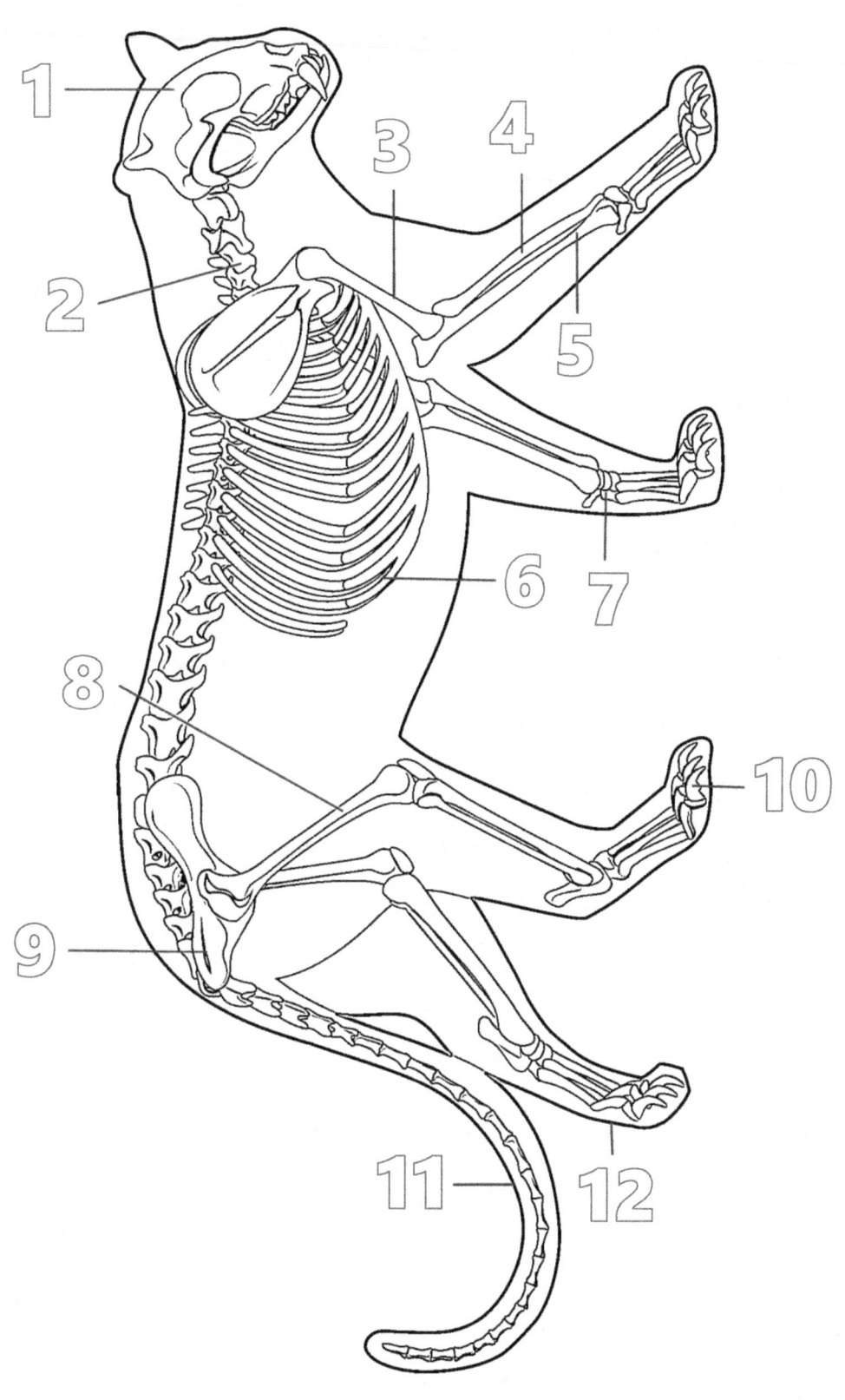

Anatomie interne du chat

Colorez le nom et la partie indiquée :

1. Cerveau
2. Moelle épinière
3. Œsophage
4. Trachée
5. Foie
6. Estomac
7. Côlon
8. Poumon
9. Cœur
10. Rate
11. Intestin
12. Anus

Anatomie interne du chat

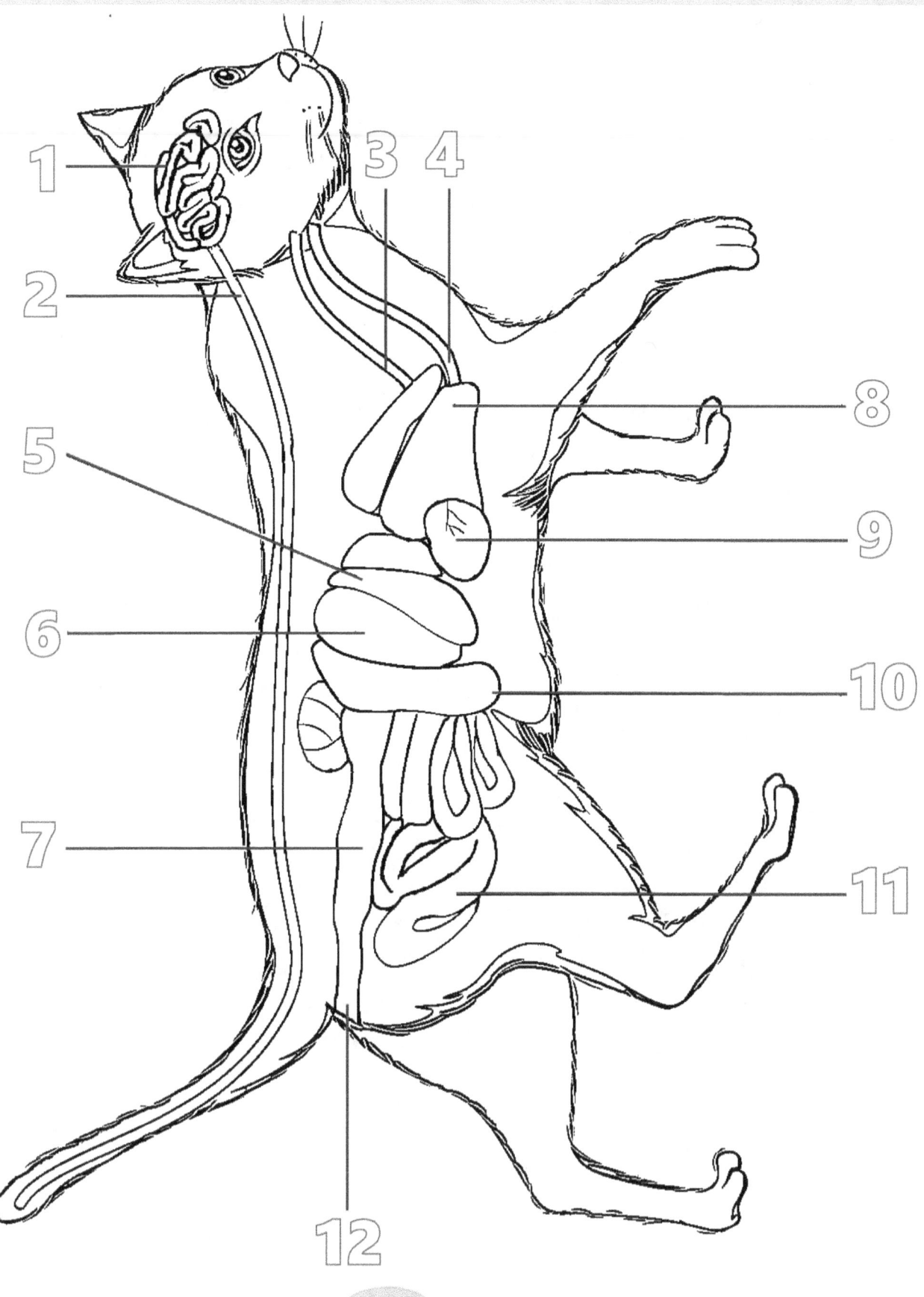

Morphologie de la chèvre

Colorez le nom et la partie indiquée:

1. Corne
2. Oreille
3. Barbe
4. Gorge
5. Poitrine
6. Genou
7. Pied
8. Dos
9. Flanc
10. Croupe
11. Queue
12. Jarret
13. Paturon

Morphologie de la chèvre

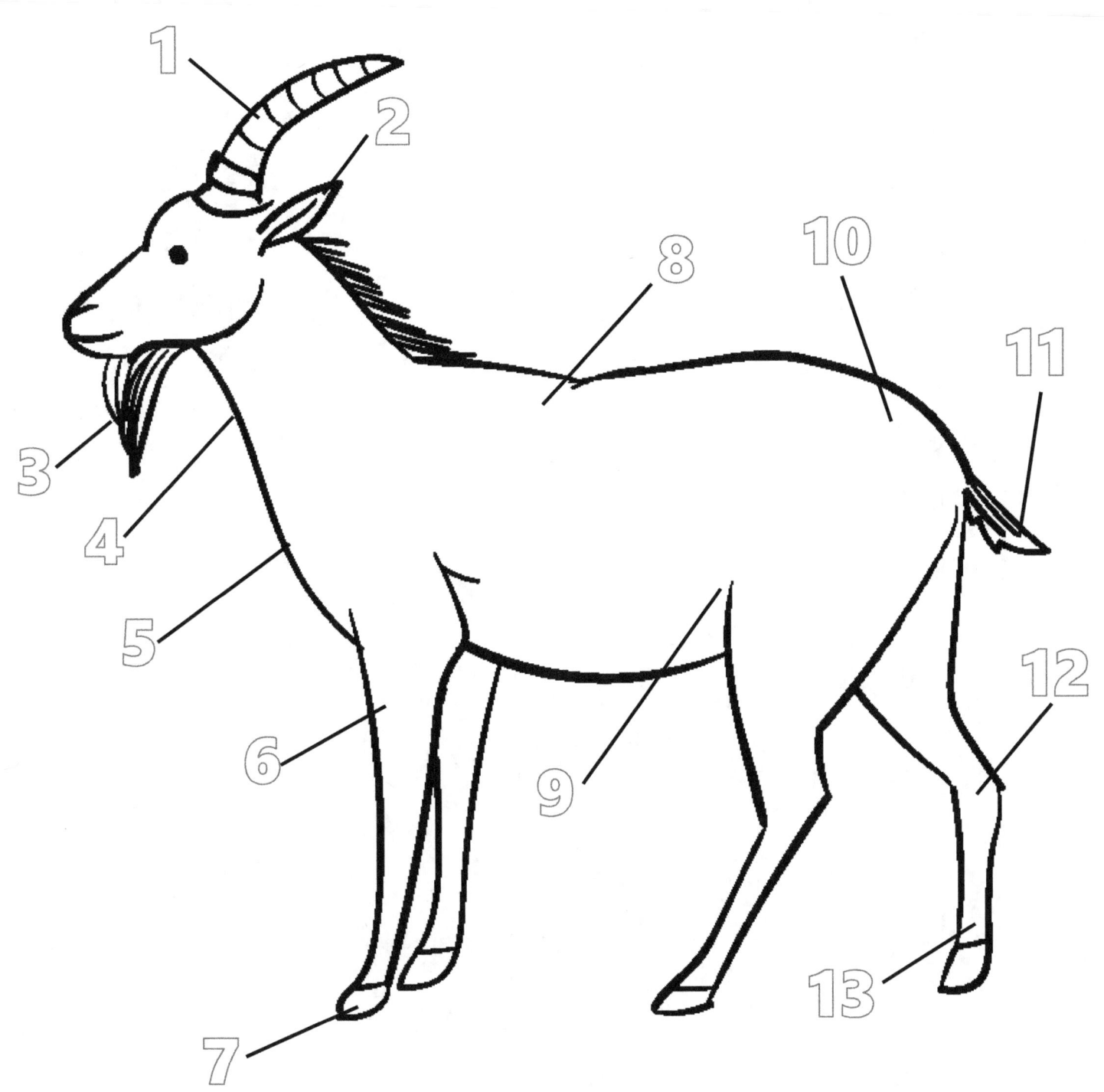

Squelette de chèvre

Colorez le nom et la partie indiquée:

1. Atlas
2. Os du crâne
3. Os du visage
4. Mâchoire inférieure
5. Omoplate
6. Humérus
7. Cubitus
8. Radius
9. Carpe
10. Métacarpe
11. Phalange proximale
12. Phalange moyenne
13. Phalange distale
14. Vertèbres cervicales
15. Vertèbres thoraciques
16. Vertèbres lombaires
17. Cartilage xiphoïde
18. Côte
19. Sacrum
20. Pelvis
21. Vertèbres caudales
22. Fémur
23. Tibia
24. Calcanéum
25. Métatarse

Squelette de chèvre

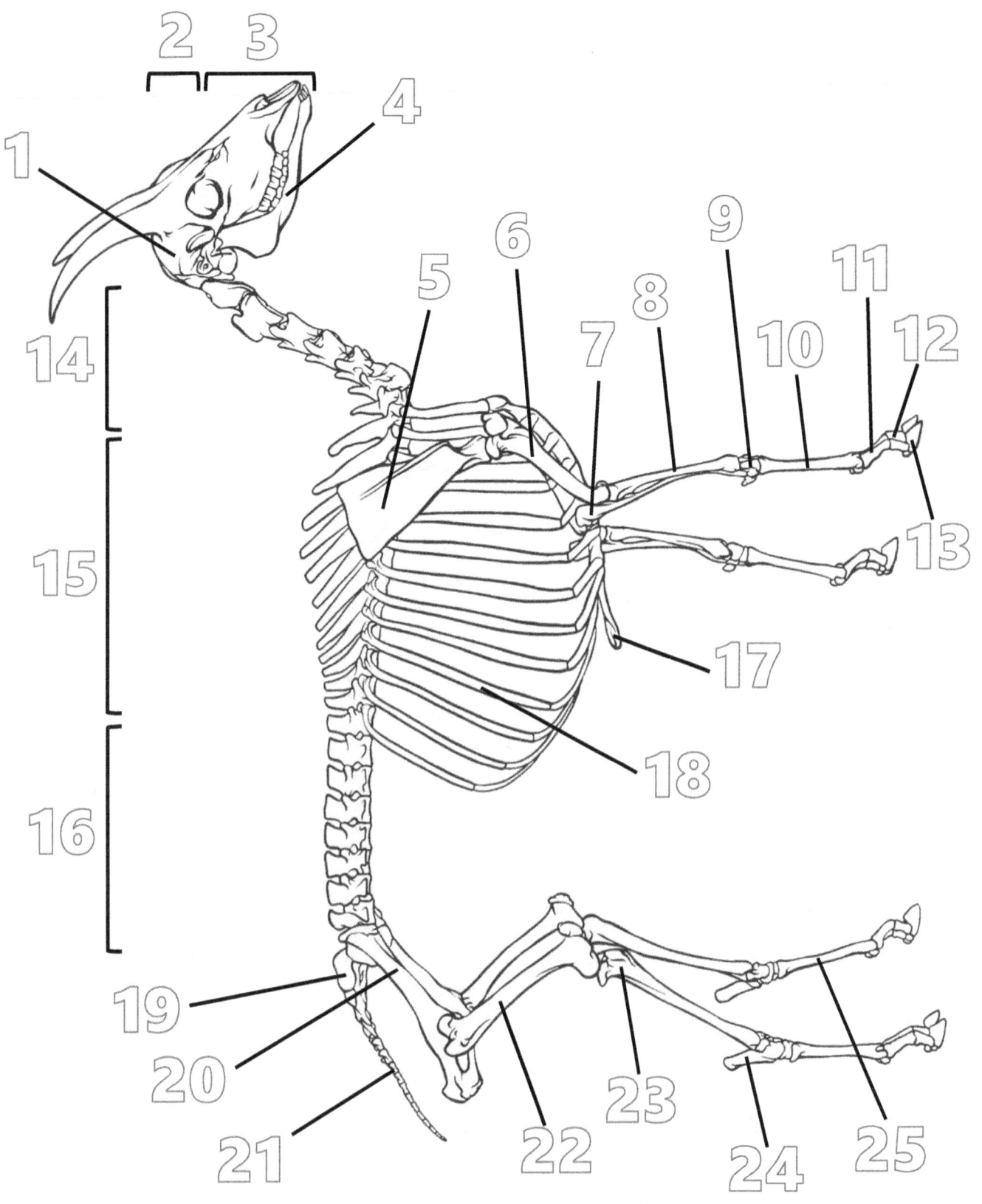

Squelette de chien

Colorez le nom et la partie indiquée:

1. Crâne
2. Orbite
3. Mâchoire inférieure
4. Vertèbres cervicales
5. Vertèbres thoraciques
6. Vertèbres lombaires
7. Sacrum
8. Vertèbres caudales
9. Omoplate
10. Humérus
11. Radius
12. Cubitus
13. Carpe
14. Phalanges
15. Côte
16. Fémur
17. Tarse
18. Métatarse
19. Fibula
20. Tibia

Squelette de chien

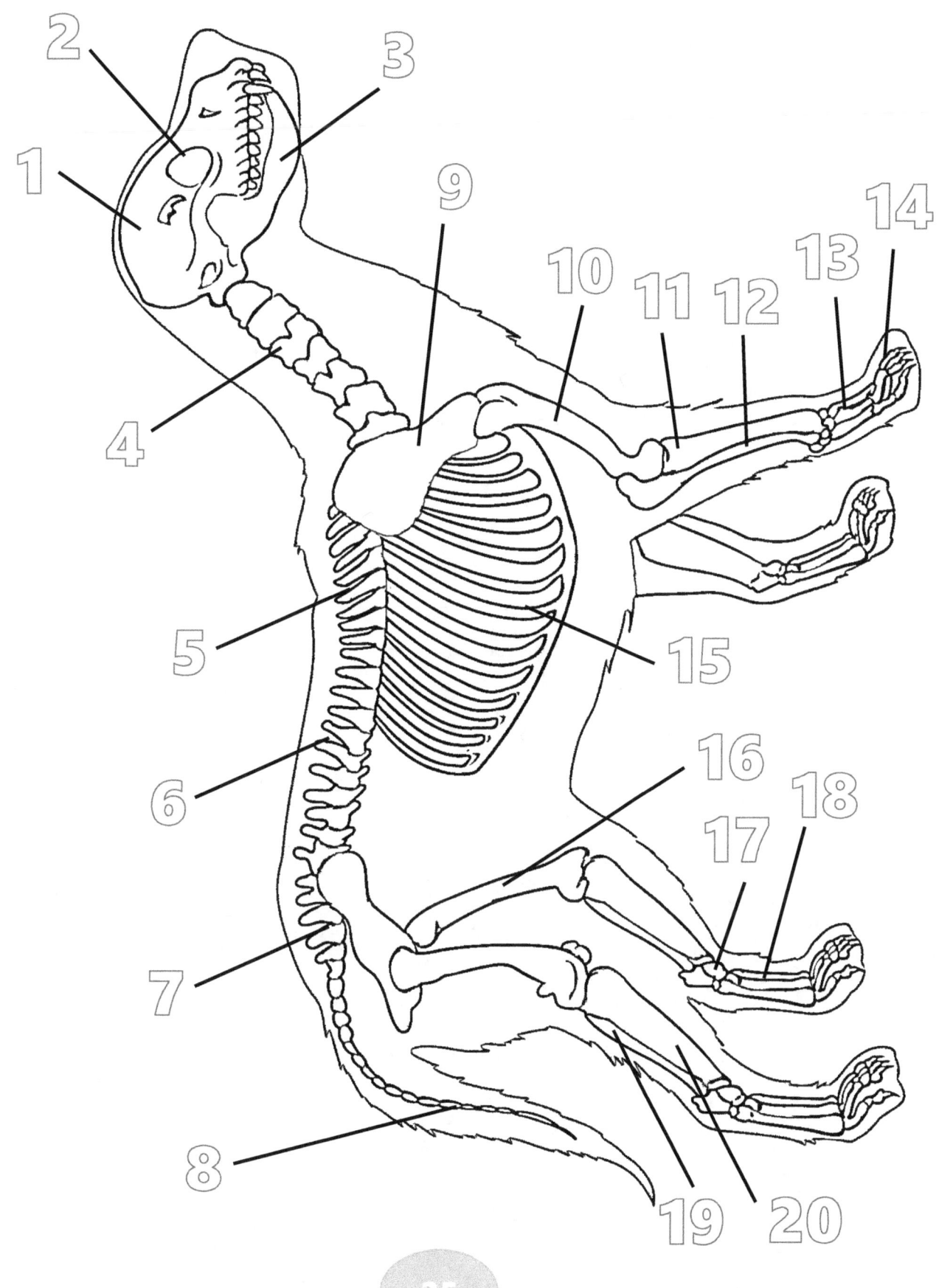

25

Anatomie interne du chien

Colorez le nom et la partie indiquée:

1. Trachée
2. Œsophage
3. Poumon
4. Cœur
5. Estomac
6. Rate
7. Côlon
8. Foie
9. Intestin

Anatomie interne du chien

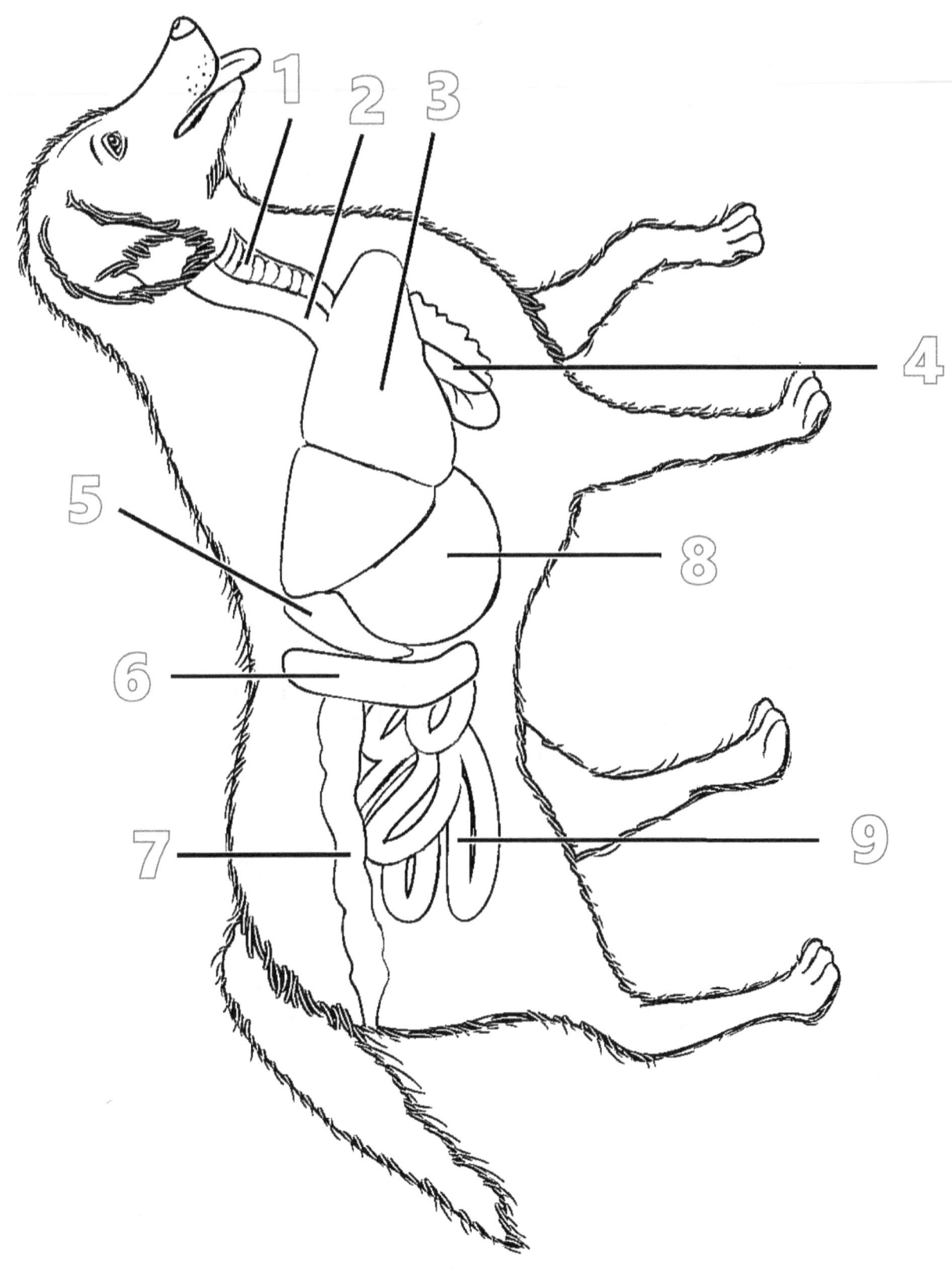

Morphologie de la grenouille

Colorez le nom et la partie indiquée:

1. Narine externe
2. Œil
3. Tympan
4. Doigt
5. Avant-bras
6. Bras
7. Pli latéral
8. Cuisse
9. Position des vertèbres sacrées
10. Membre postérieure
11. Patte postérieure

Morphologie de la grenouille

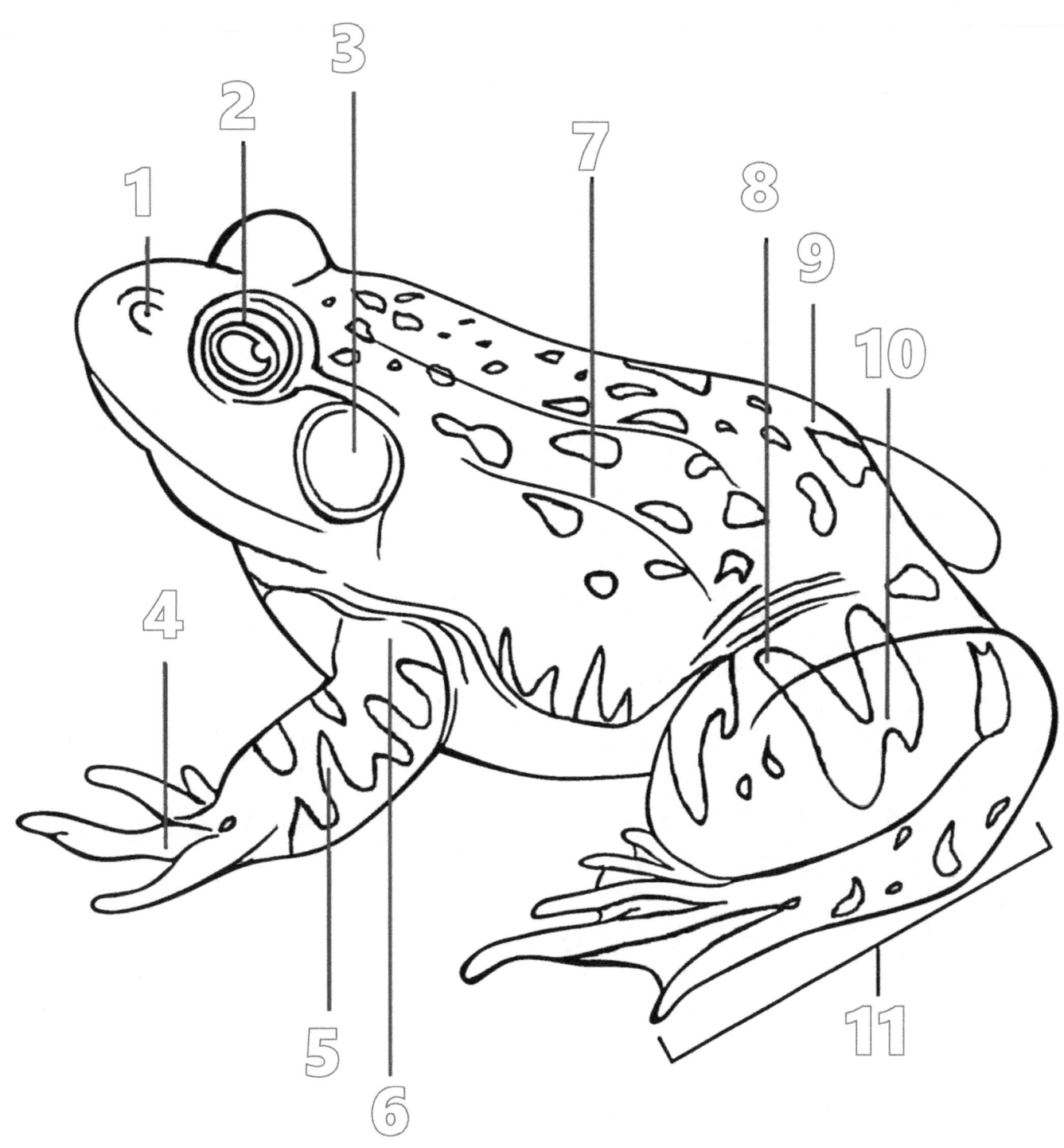

Squelette de grenouille

Colorez le nom et la partie indiquée:

1. Radius
2. Omoplate
3. Vertèbres cervicales
4. Crâne
5. Humérus
6. Phalange
7. Métacarpe
8. Carpe
9. Vertèbre sacrée
10. Fémur
11. Tibia
12. Urostyle
13. Ischion
14. Tarse
15. Métatarse
16. Phalange

Squelette de grenouille

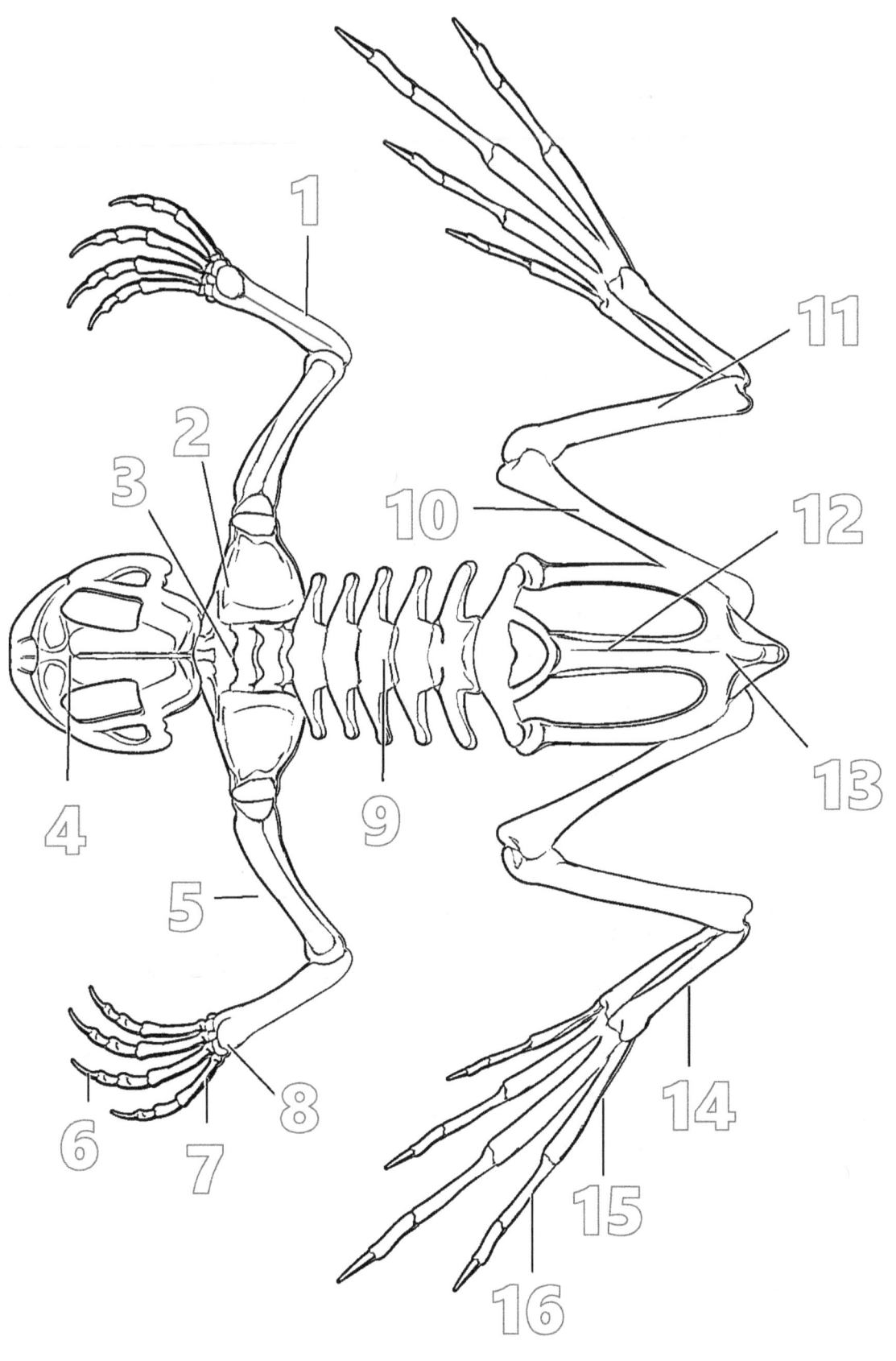

Anatomie interne de la grenouille

Colorez le nom et la partie indiquée:

1. Artériose du tronc
2. Lobe droit du foie
3. Oreillette droite
4. Oreillette gauche
5. Ventricule
6. Cœur
7. Lobe gauche du foie
8. Corps gras
9. Estomac
10. Gros intestin
11. Vessie
12. Lobe médian du foie
13. Veine abdominale ventrale
14. Intestin grêle

Anatomie interne de la grenouille

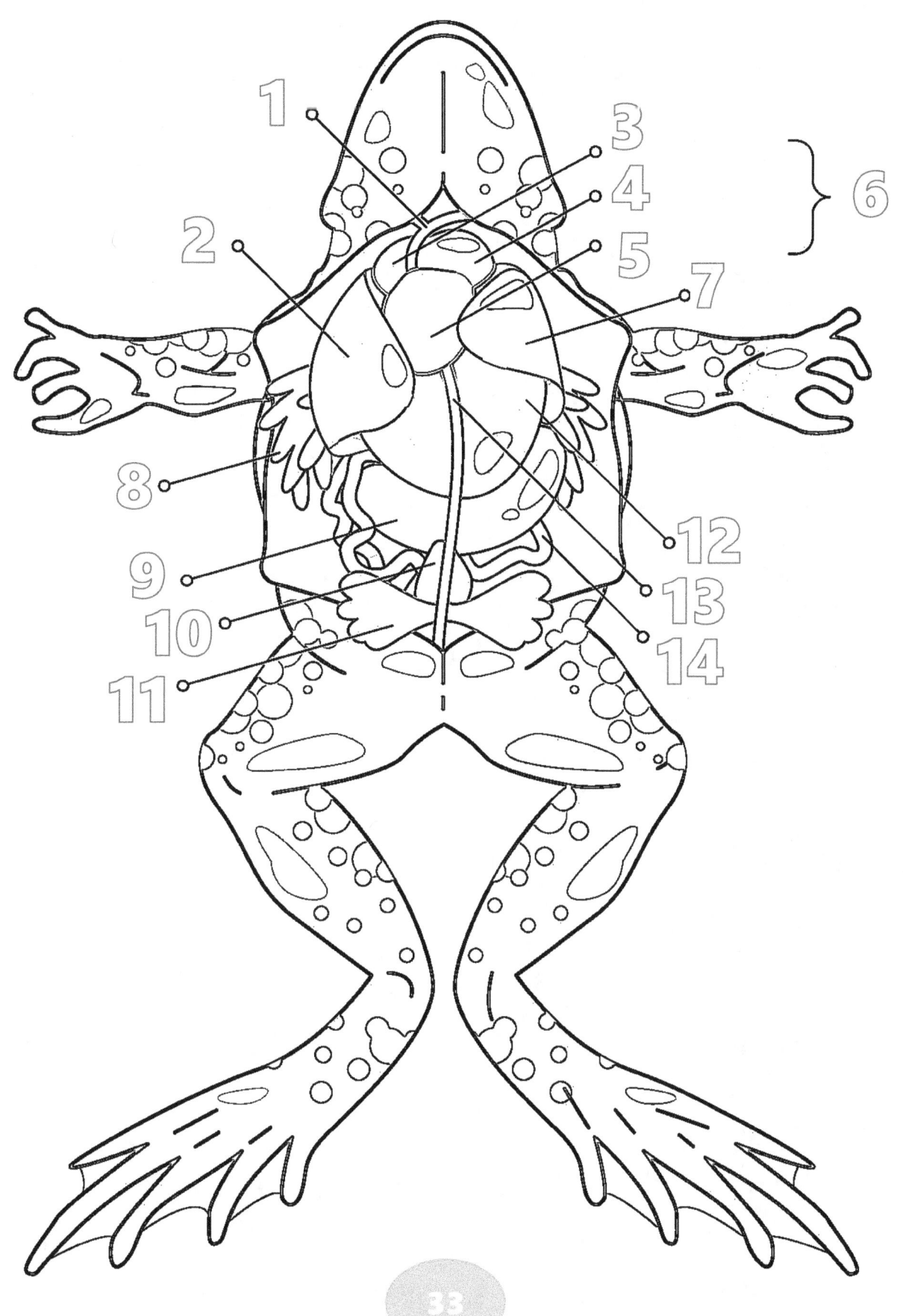

Squelette de lapin

Colorez le nom et la partie indiquée:

1. Maxillaire
2. Crâne
3. Mâchoire
4. Atlas
5. Vertèbres cervicales
6. Sternum
7. Omoplate
8. Colonne vertébrale
9. Ilium
10. Vertèbres caudales
11. Métacarpe
12. Carpe
13. Radius
14. Cubitus
15. Phalanges
16. Côte
17. Fémur
18. Tibia
19. Métatarse
20. Tarse
21. Calcanéum

Squelette de lapin

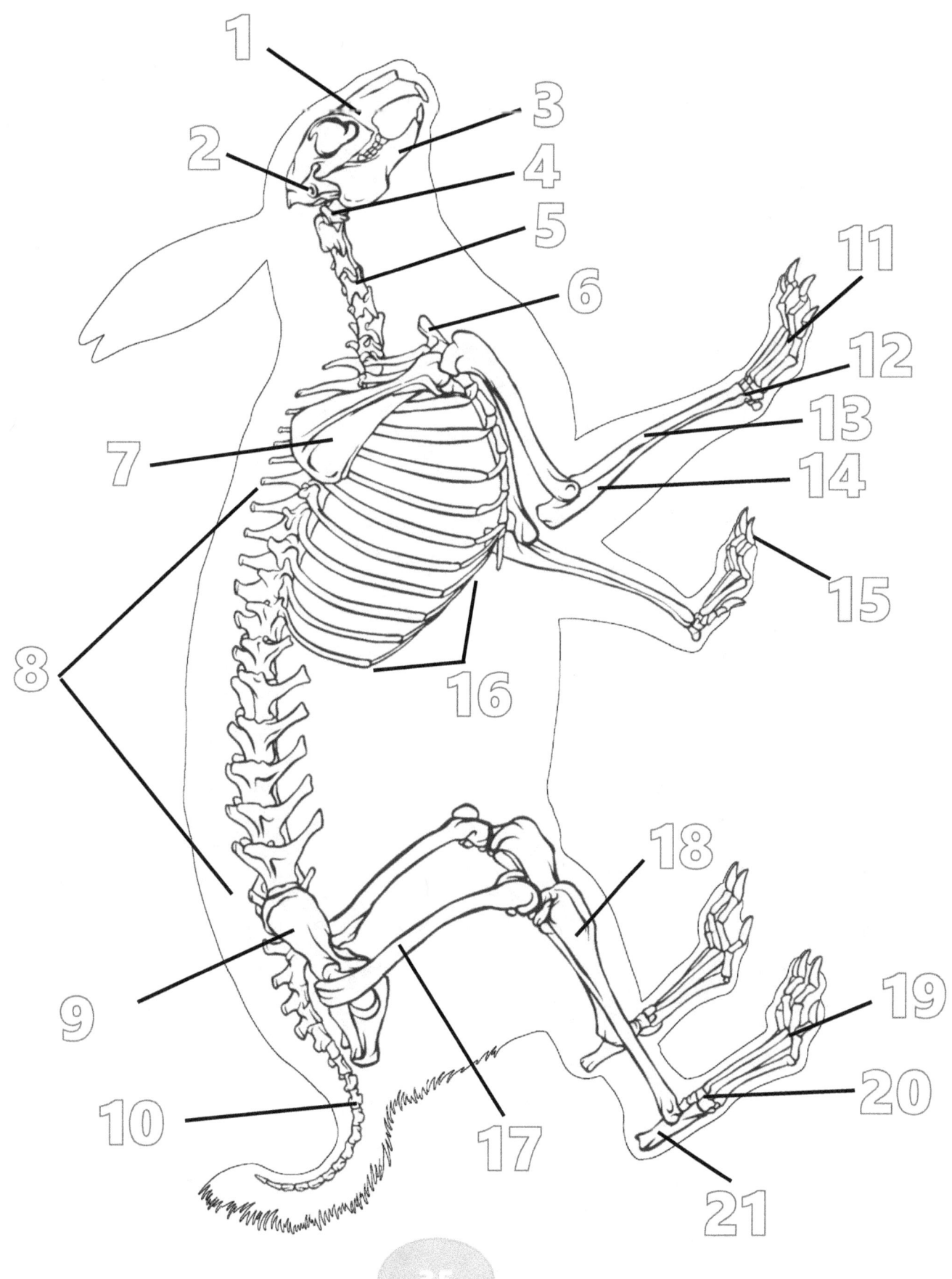

Morphologie du loup

Colorez le nom et la partie indiquée:

1. Oreille
2. Œil
3. Truffe
4. Muselière
5. Poitrine
6. Métacarpe
7. Pied antérieur
8. Dos
9. Croupe
10. Coude
11. Ventre
12. Pied postérieur
13. Pointe du jarret
14. Queue

Morphologie du loup

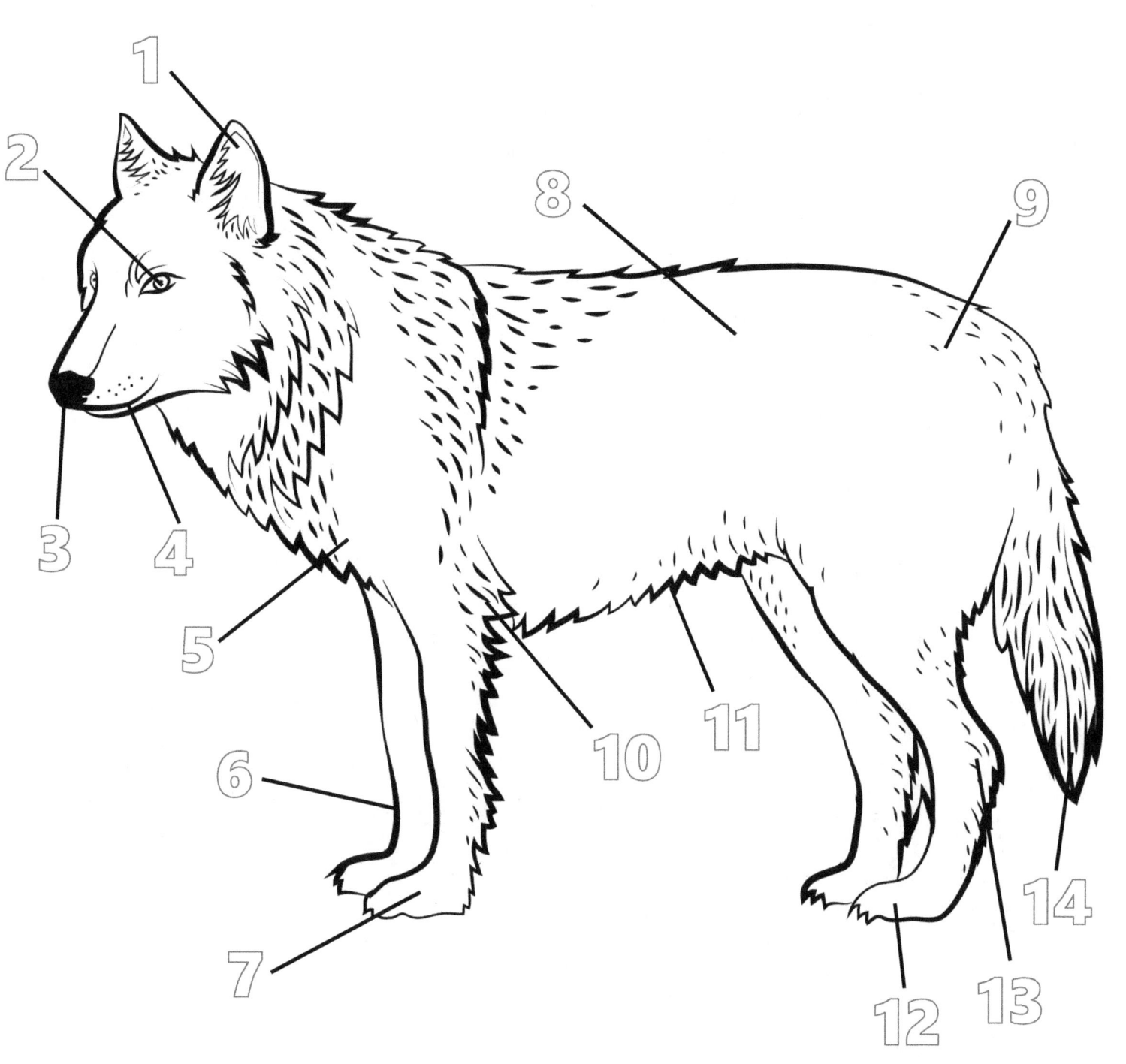

37

Squelette de loup

Colorez le nom et la partie indiquée:

1. Orbite
2. Crâne
3. Mâchoire inférieure
4. Atlas
5. Vertèbres cervicales
6. Épine scapulaire
7. Omoplate
8. Humérus
9. Radius
10. Cubitus
11. Carpe
12. Métacarpe
13. Côte
14. Vertèbres thoraciques
15. Ilion
16. Grand trochanter
17. Vertèbres caudales
18. Rotule
19. Tibia
20. Métatarse
21. Tarse
22. Péroné
23. Calcanéum
24. Phalanges

Squelette de loup

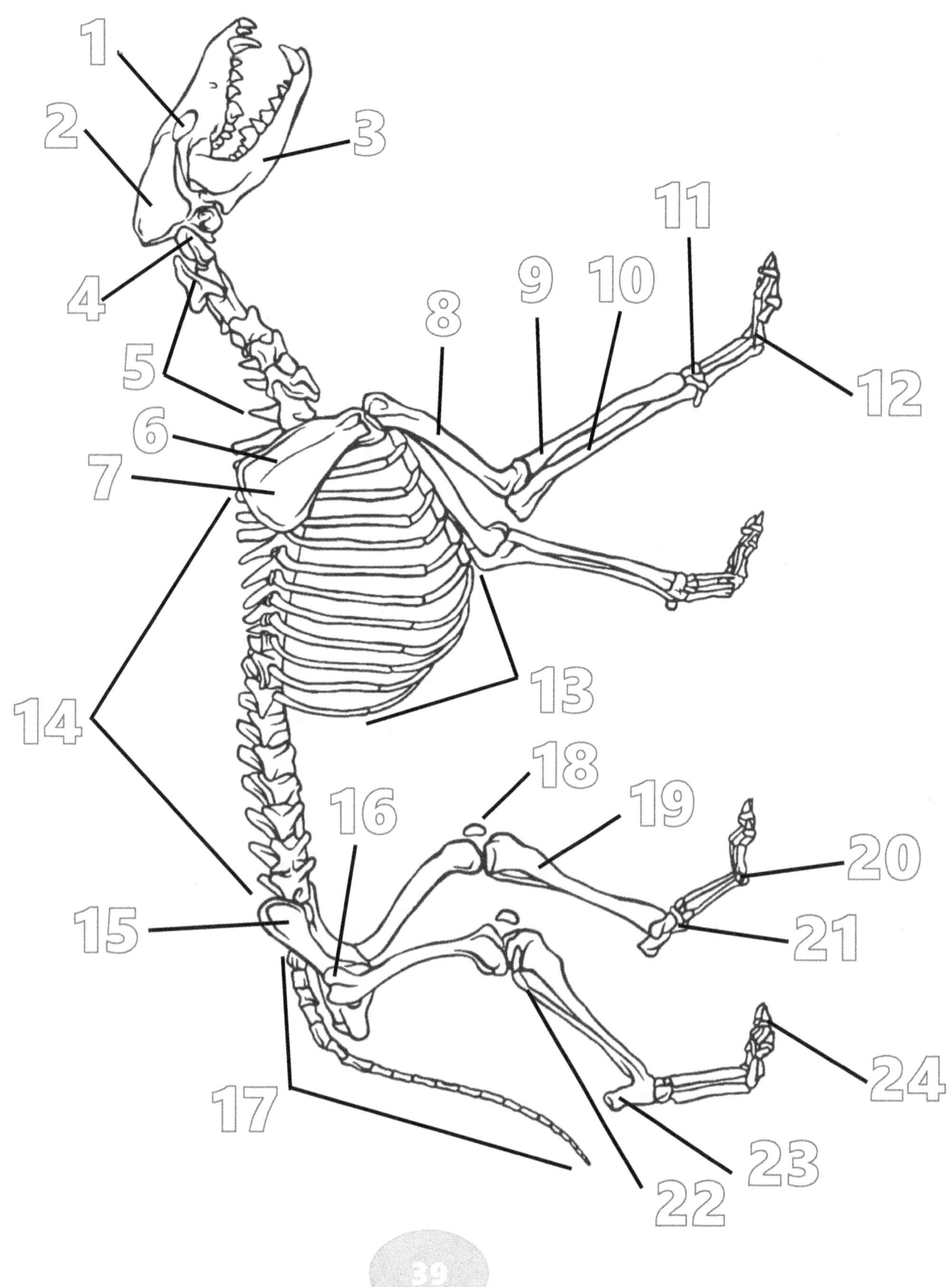

Anatomie interne du loup

Colorez le nom et la partie indiquée:

1. Œsophage
2. Cœur
3. Poumon
4. Estomac
5. Rate
6. Rein
7. Rectum
8. Foie
9. Intestin

Anatomie interne du loup

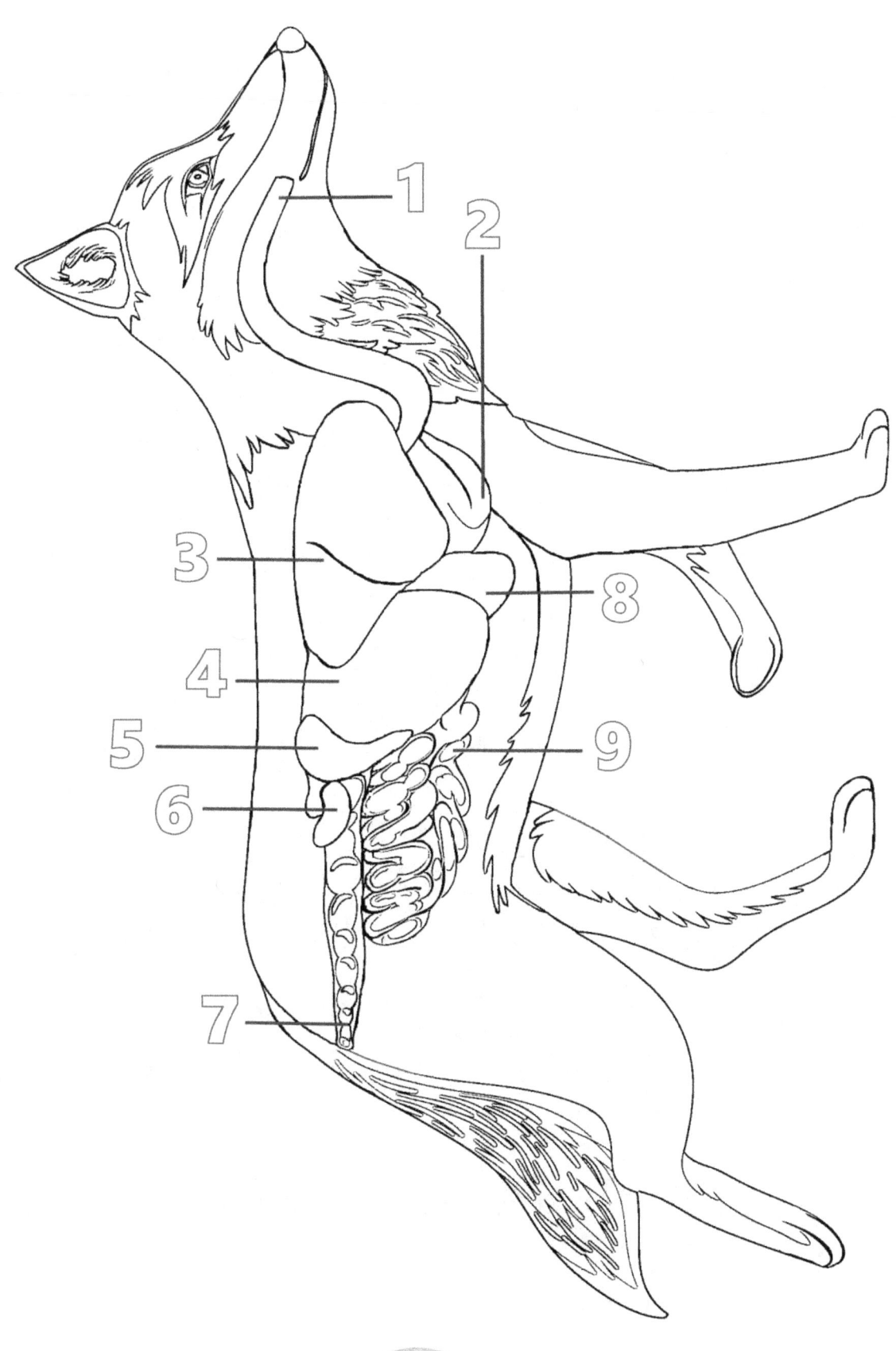

41

Anatomie interne du mouton

Colorez le nom et la partie indiquée :

1. Crâne
2. Dents
3. Œsophage
4. Trachée
5. Articulation de l'épaule
6. Côte
7. Poumon
8. Cœur
9. Articulation du coude
10. Patte antérieure
11. Articulation de la mâchoire
12. Oreille
13. Le ligament nucal
14. Colonne vertébrale
15. Rate
16. Sac dorsal du rumen
17. Articulation sacro-iliaque
18. Gros intestin
19. Rectum
20. Queue
21. Articulation de la hanche
22. Intestin grêle
23. Feuillet
24. Sac ventral du rumen
25. Jéjunum
26. Patte postérieure
27. Casque

Anatomie interne du mouton

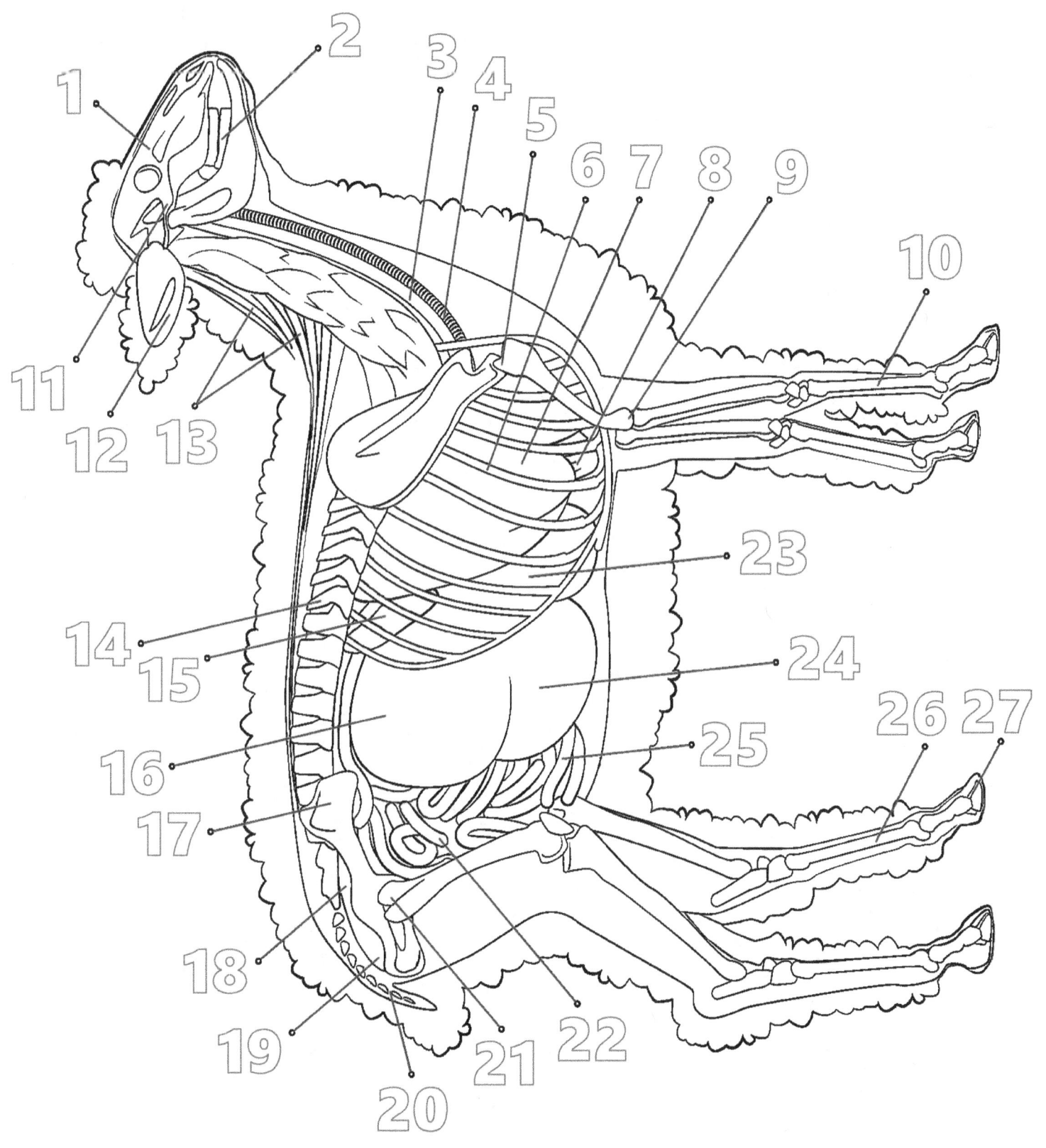

Anatomie interne de l'oie

Colorez le nom et la partie indiquée:

1. Œsophage
2. Jabot
3. Cœur
4. Foie
5. Pancréas
6. Intestins
7. Cloaque

Anatomie interne de l'oie

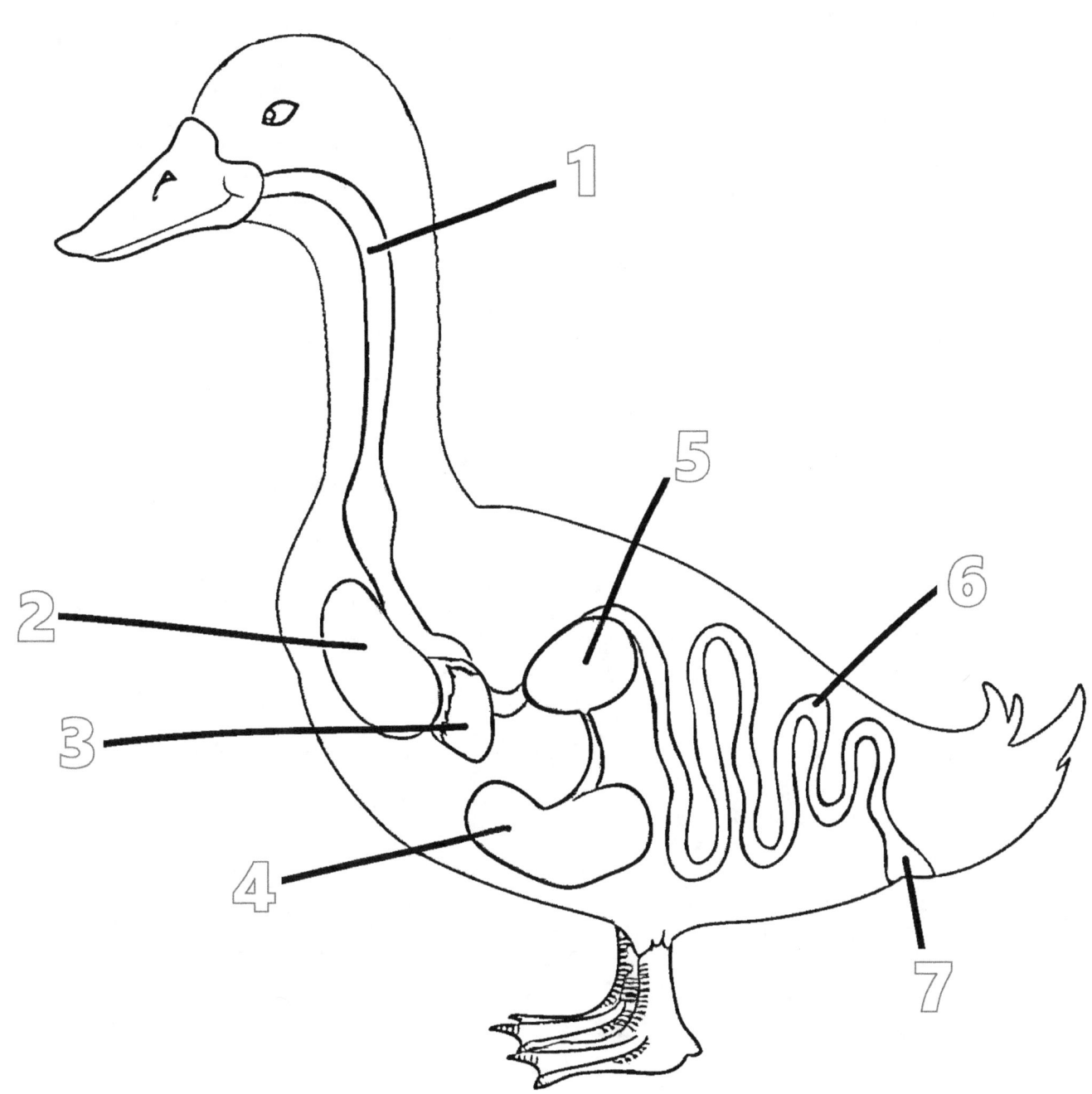

Anatomie interne de l'embryon d'oiseau

Colorez le nom et la partie indiquée:

1. Vitellus
2. Liquide amniotique
3. Chambre à air
4. Membrane intérieure
5. Coquille d'œuf
6. Embryon

Anatomie interne de l'embryon d'oiseau

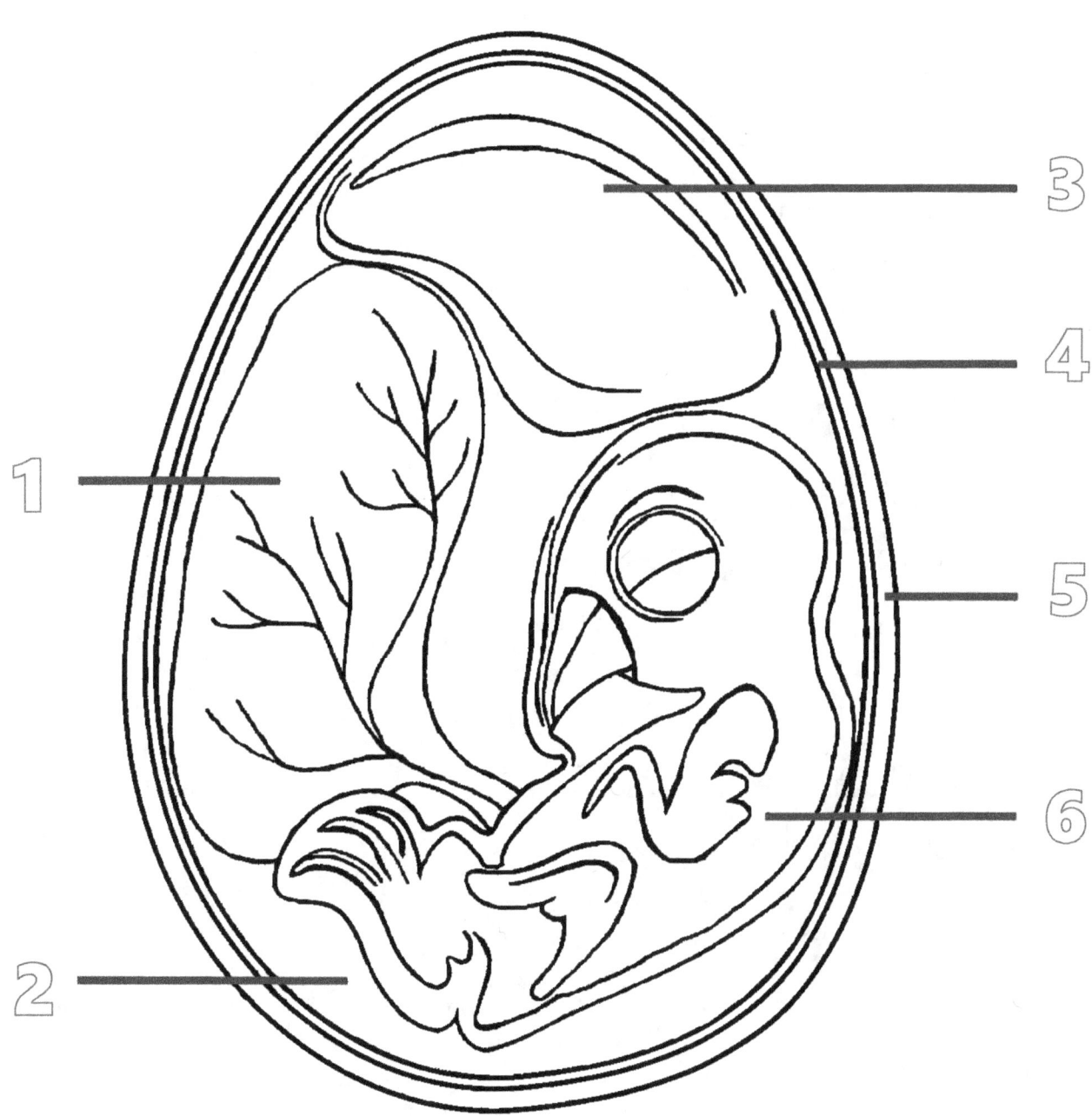

Morphologie de l'oiseau

Colorez le nom et la partie indiquée:

1. Calotte
2. Auriculaire
3. Nuque
4. Front
5. Œil
6. Narine
7. Le Bec
8. Scapulaires
9. Rémiges tertiaires
10. Rémiges secondaires
11. Rémiges primaires
12. Caudales
13. Gorge
14. Buste
15. Tarse
16. Doigt

Morphologie de l'oiseau

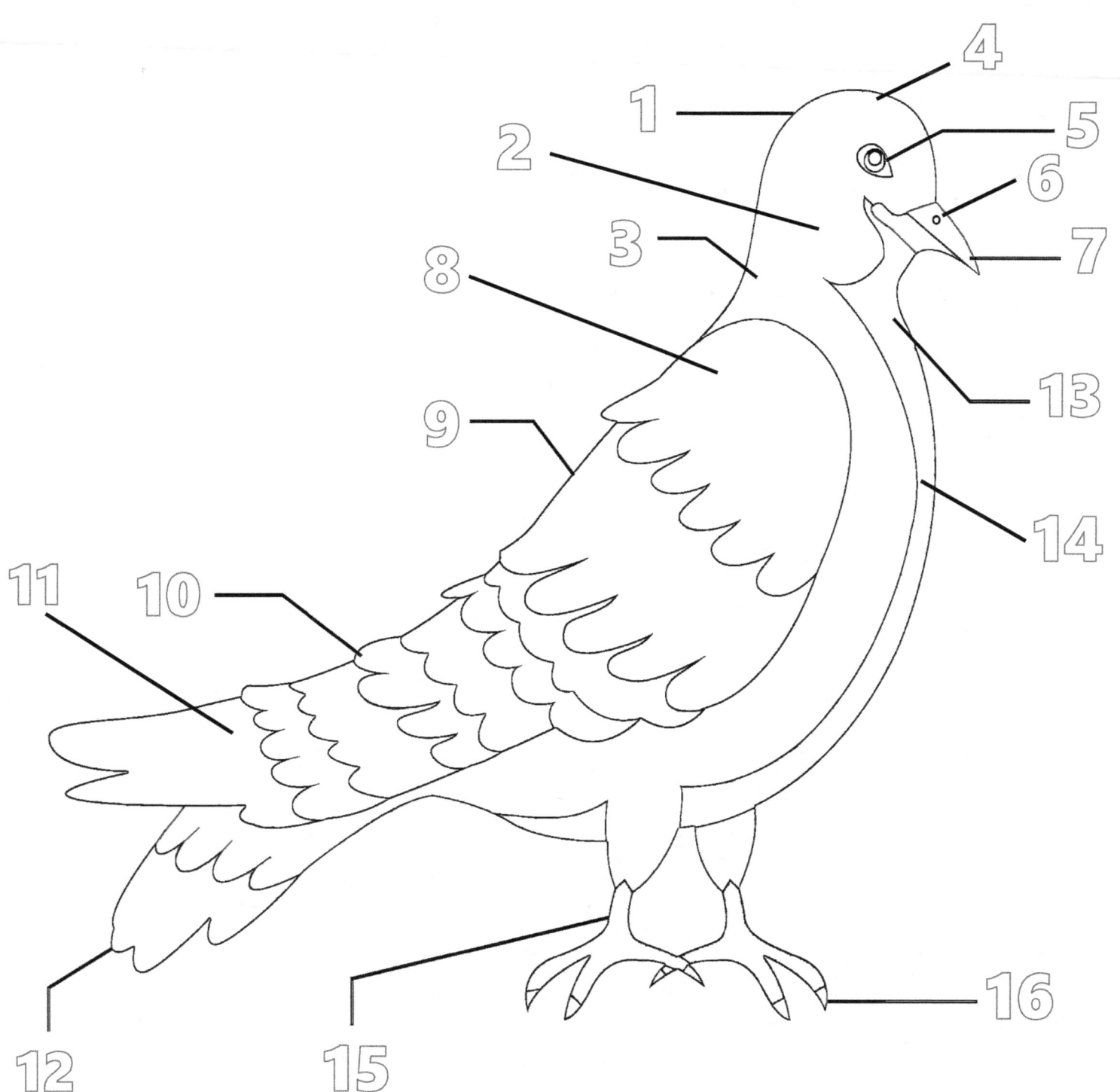

49

Squelette d'oiseau

Colorez le nom et la partie indiquée:

1. Maxillaire supérieure
2. Mâchoire inférieure
3. Crâne
4. Vertèbre cervicales
5. Humérus
6. Clavicule
7. Radius
8. Cubitus
9. Métacarpe
10. Doigt
11. Sternum
12. Tibiotarse
13. Tarsométatarses
14. Les doigts
15. Côtes
16. Pygostyle
17. Ischion

Squelette d'oiseau

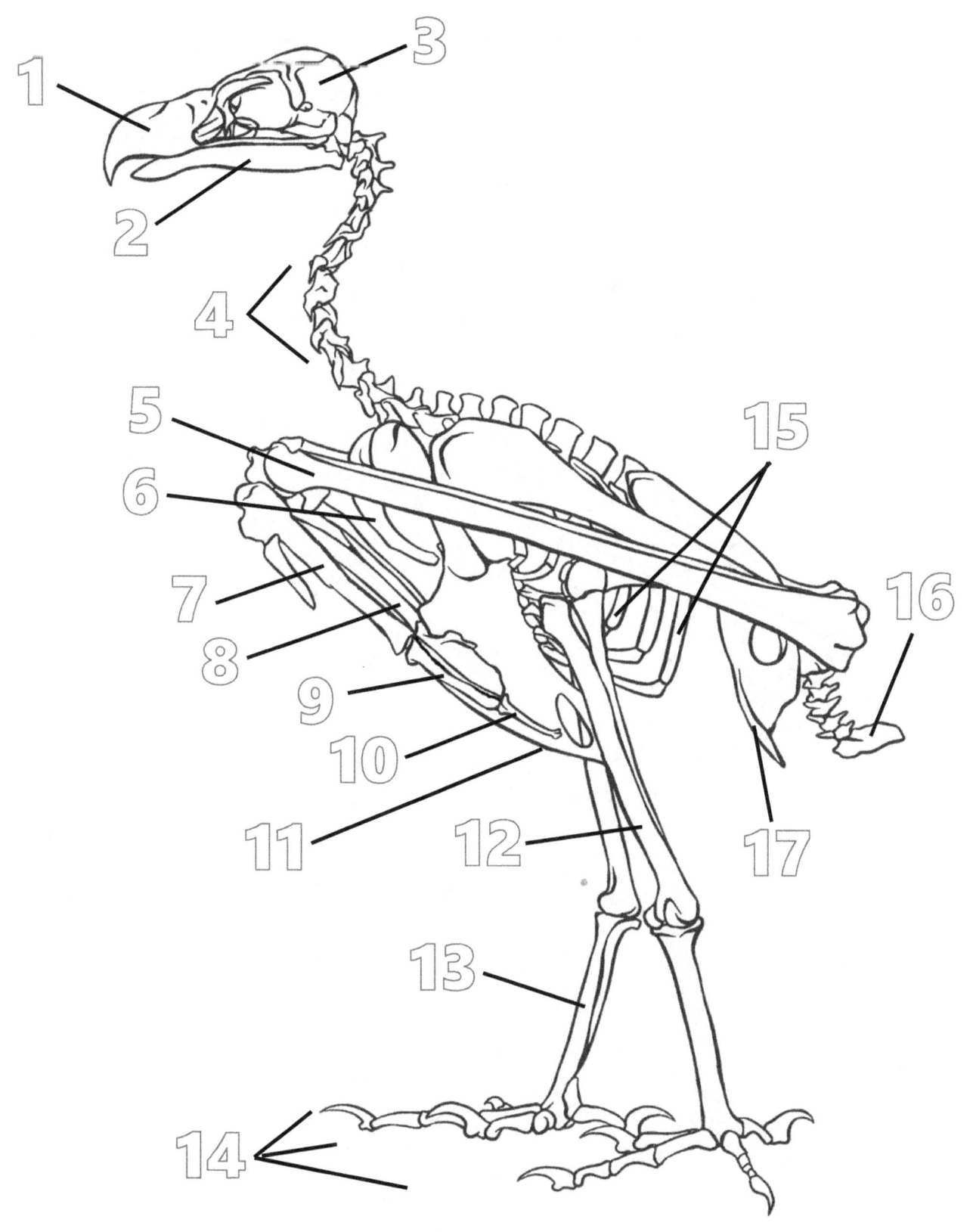

51

Anatomie interne des oiseaux

Colorez le nom et la partie indiquée :

1. Trachée
2. Cavité buccale
3. Œsophage
4. Gueule
5. Coeur
6. Le foie
7. Poumon
8. Estomac
9. Gésier
10. Droit
11. Intestin

Anatomie interne des oiseaux

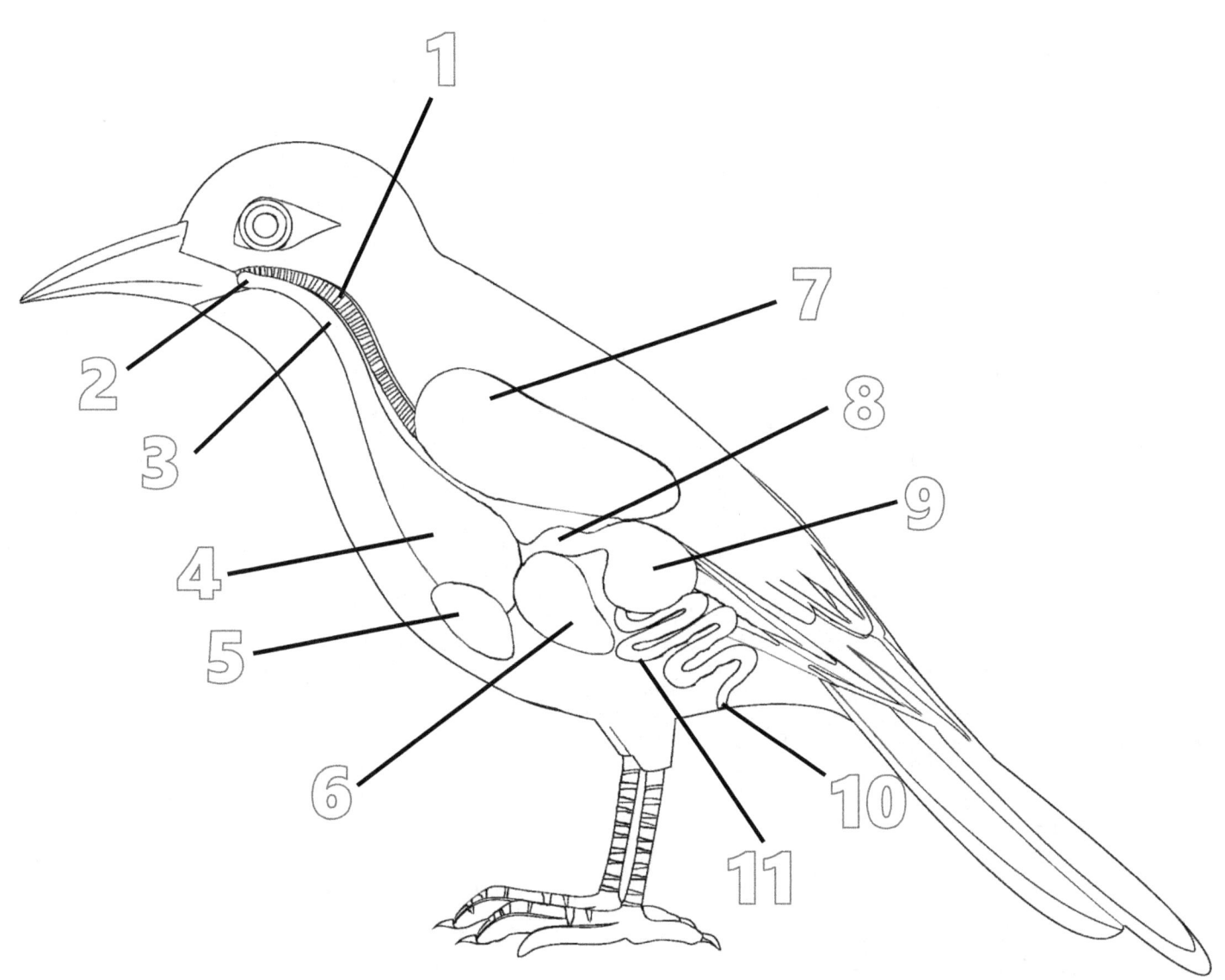

53

Anatomie interne du poisson

Colorez le nom et la partie indiquée:

1. Narines
2. Branchies
3. Crâne
4. Aorte dorsale
5. Vertèbres
6. Estomac
7. Muscles du tronc
8. Nageoires dorsales
9. Côte
10. Aorte ventrale
11. Cœur
12. Foie
13. Caecum pylorique
14. Intestin
15. Rate
16. Nageoires pectorales
17. Orifice urogénital
18. Anus
19. Rayons des nageoires
20. Nageoire anale
21. Rein
22. Vessie natatoire
23. Muscles de la queue
24. Nageoire caudale

Anatomie interne du poisson

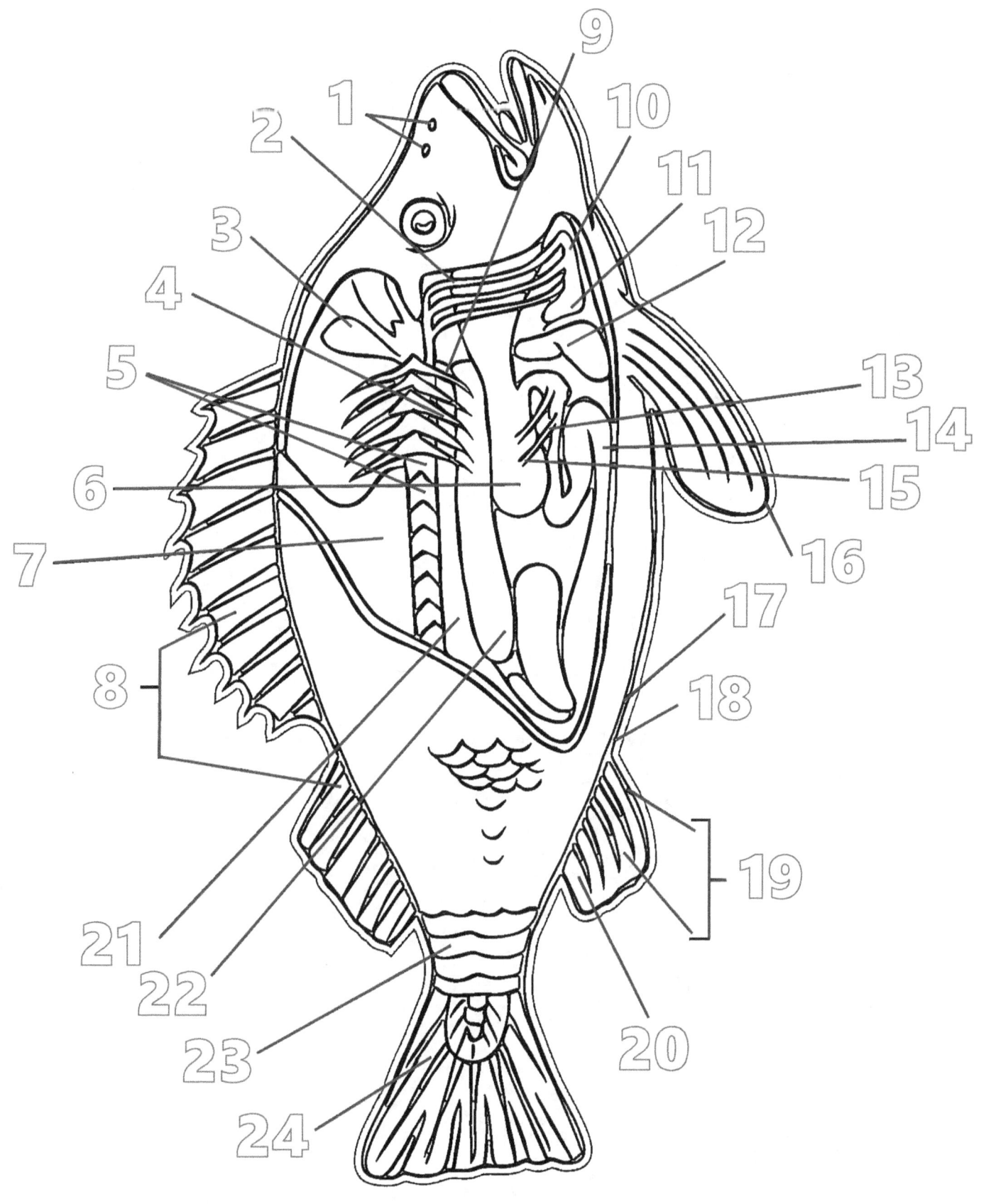

Squelette de porc

Colorez le nom et la partie indiquée:

1. Maxillaire
2. Crâne
3. Mâchoire
4. Omoplate
5. Humérus
6. Radius
7. Cubitus
8. Carpe
9. Métacarpe
10. Phalanges
11. Vertèbres cervicales
12. Vertèbre thoraciques
13. Vertèbre lombaires
14. Sacrum
15. Bassin
16. Queue
17. Fémur
18. Fibula
19. Tibia
20. Tarse
21. Métatarse

Squelette de porc

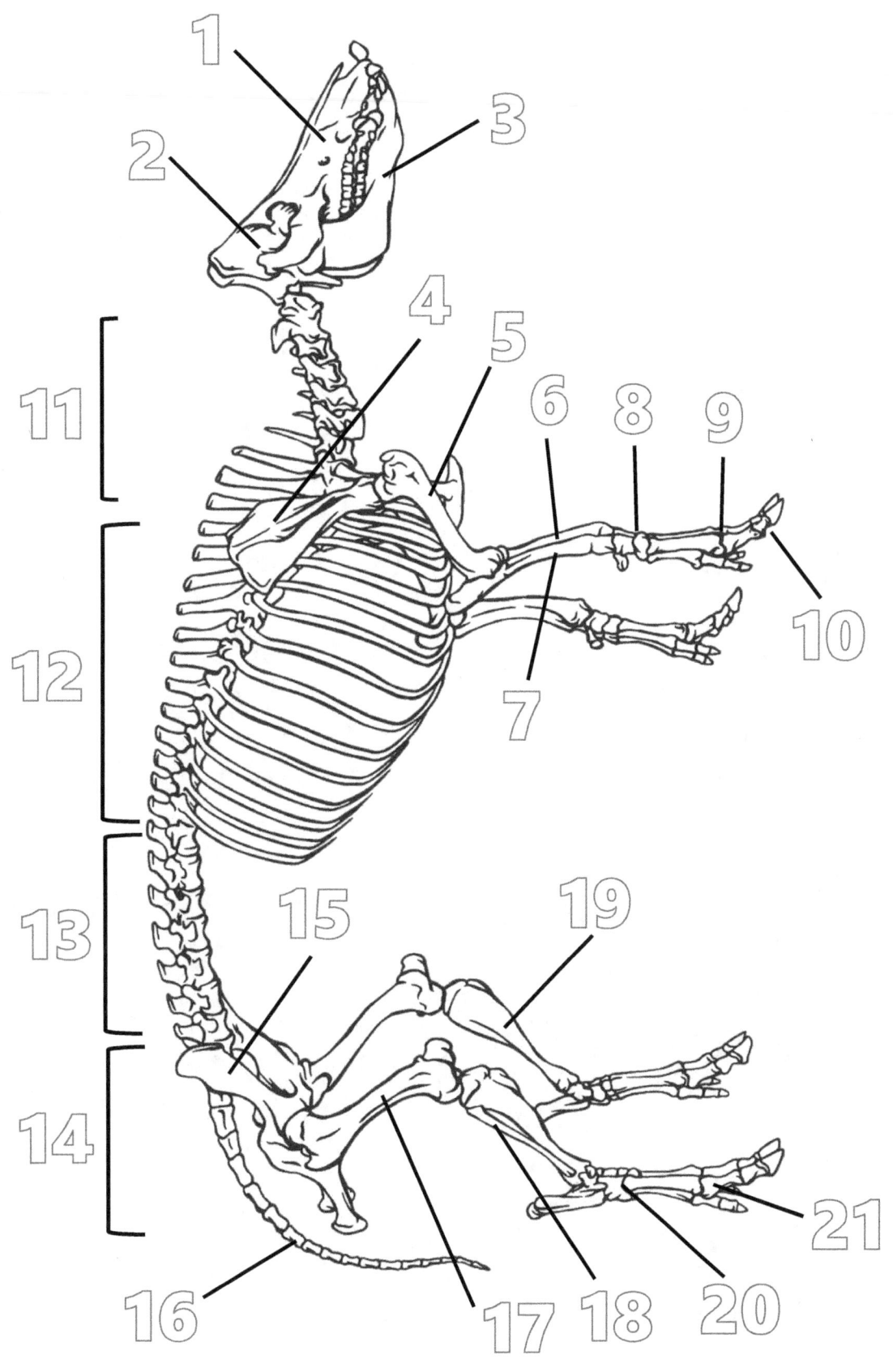

Anatomie interne de la poule

Colorez le nom et la partie indiquée:

1. Crête
2. Fosse nasale
3. Bec
4. Œil
5. Cerveau
6. Colonne vertébrale
7. Barbillon
8. Larynx
9. Trachée
10. Œsophage
11. Jabot
12. Cœur
13. Proventricule
14. Vésicule biliaire
15. Rate
16. Foie
17. Gésier
18. Tarse
19. Griffe
20. Les doigts
21. Éperon
22. Poumons
23. Caecum
24. Ovaire
25. Rein
26. Oviducte
27. Cloaque
28. Gros intestin
29. Intestin grêle
30. Pancréas

Anatomie interne de la poule

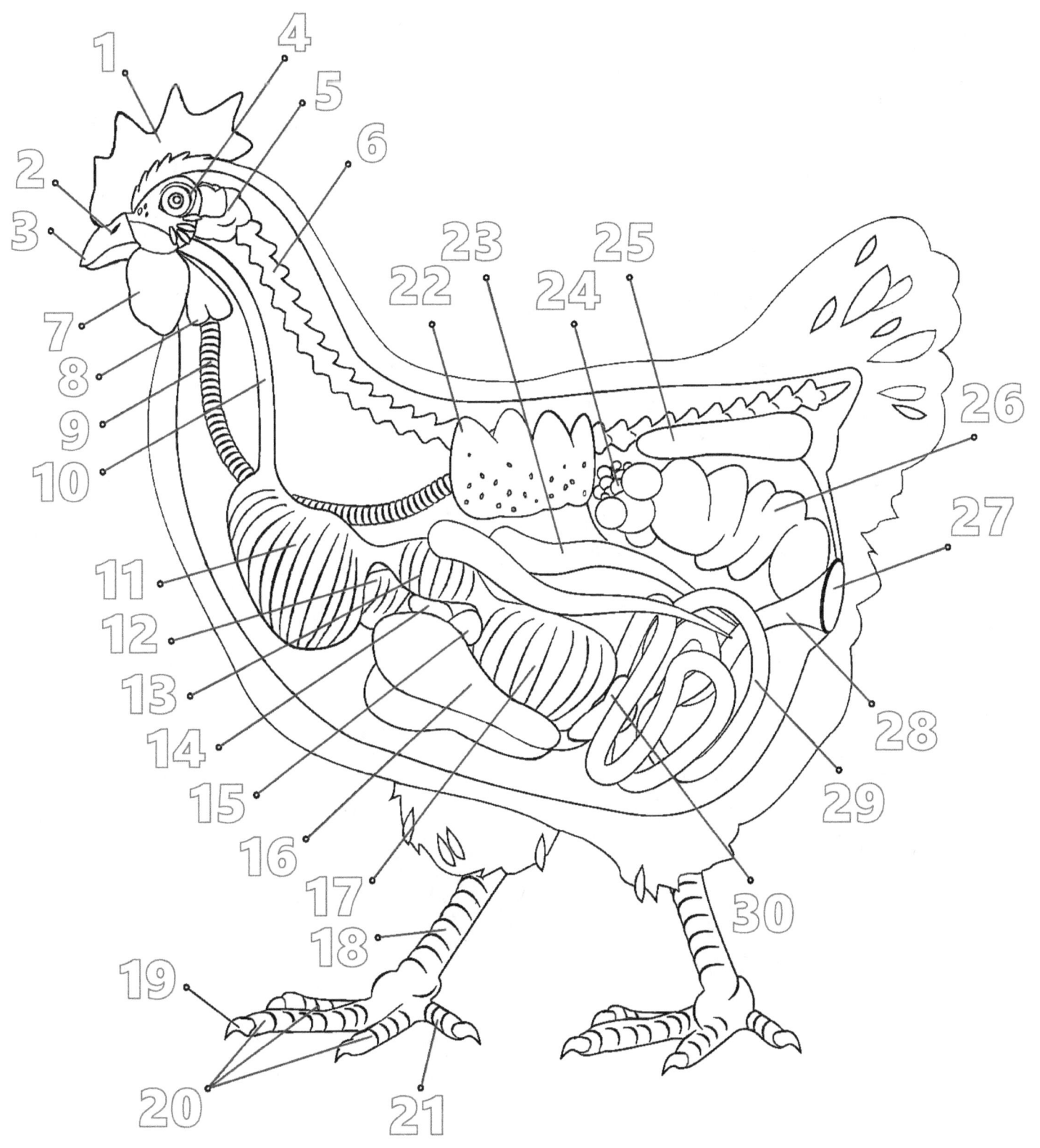

59

Anatomie de l'œuf de poule

Colorez le nom et la partie indiquée:

1. Membrane intérieure
2. Chalaze
3. Albumen
4. Membrane Vitelline
5. Jaune
6. Disque germinatif
7. Cuticule
8. Chambre à air

Anatomie de l'œuf de poule

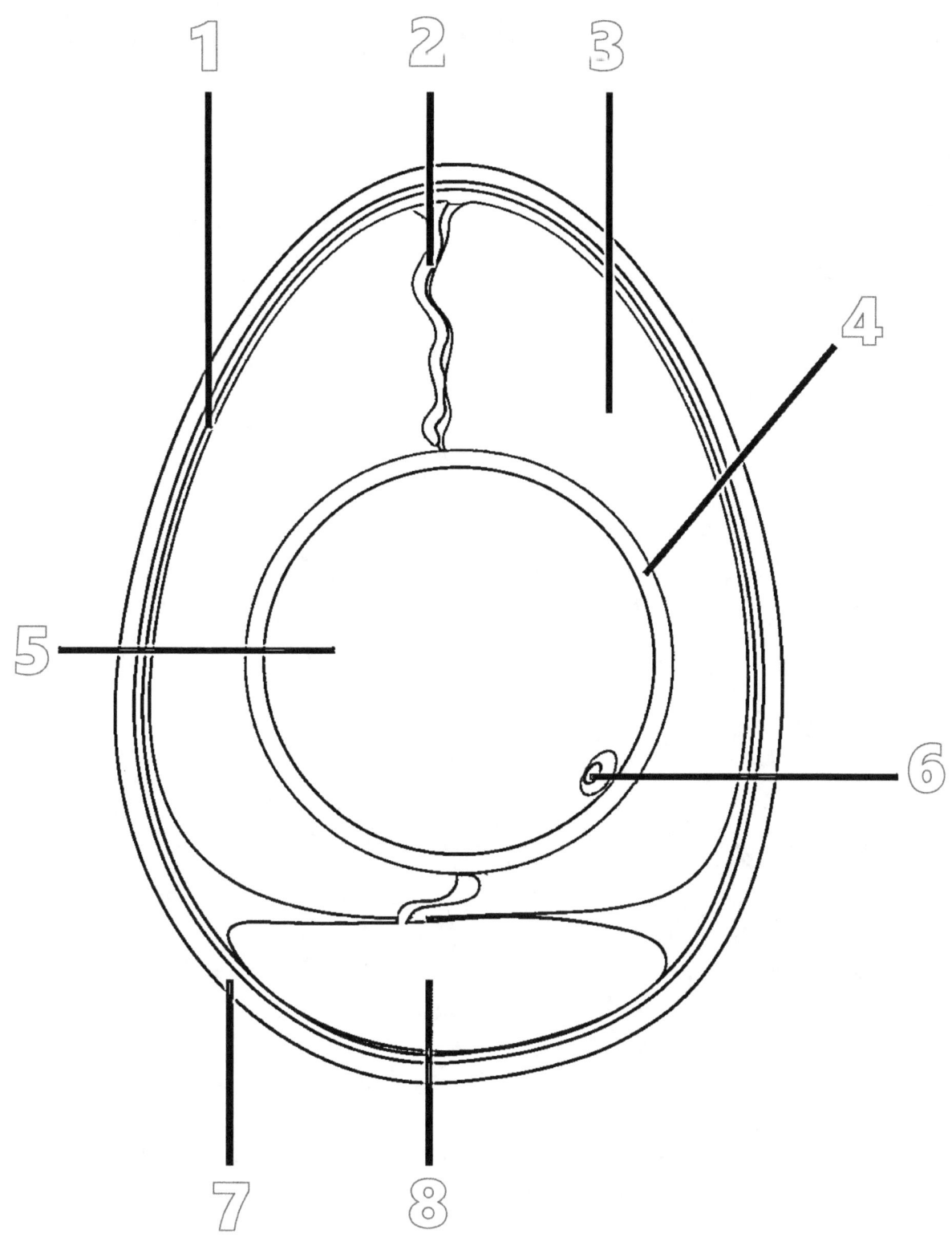

Morphologie de la tortue

Colorez le nom et la partie indiquée:

1. Bouche
2. Narine
3. Tête
4. Œil
5. Mâchoire
6. Cou
7. Plaque nucale
8. Plaque vertébrale
9. Plaque costale
10. Plaque marginale
11. Plaque pygale
12. Patte antérieure
13. Griffe

Morphologie de la tortue

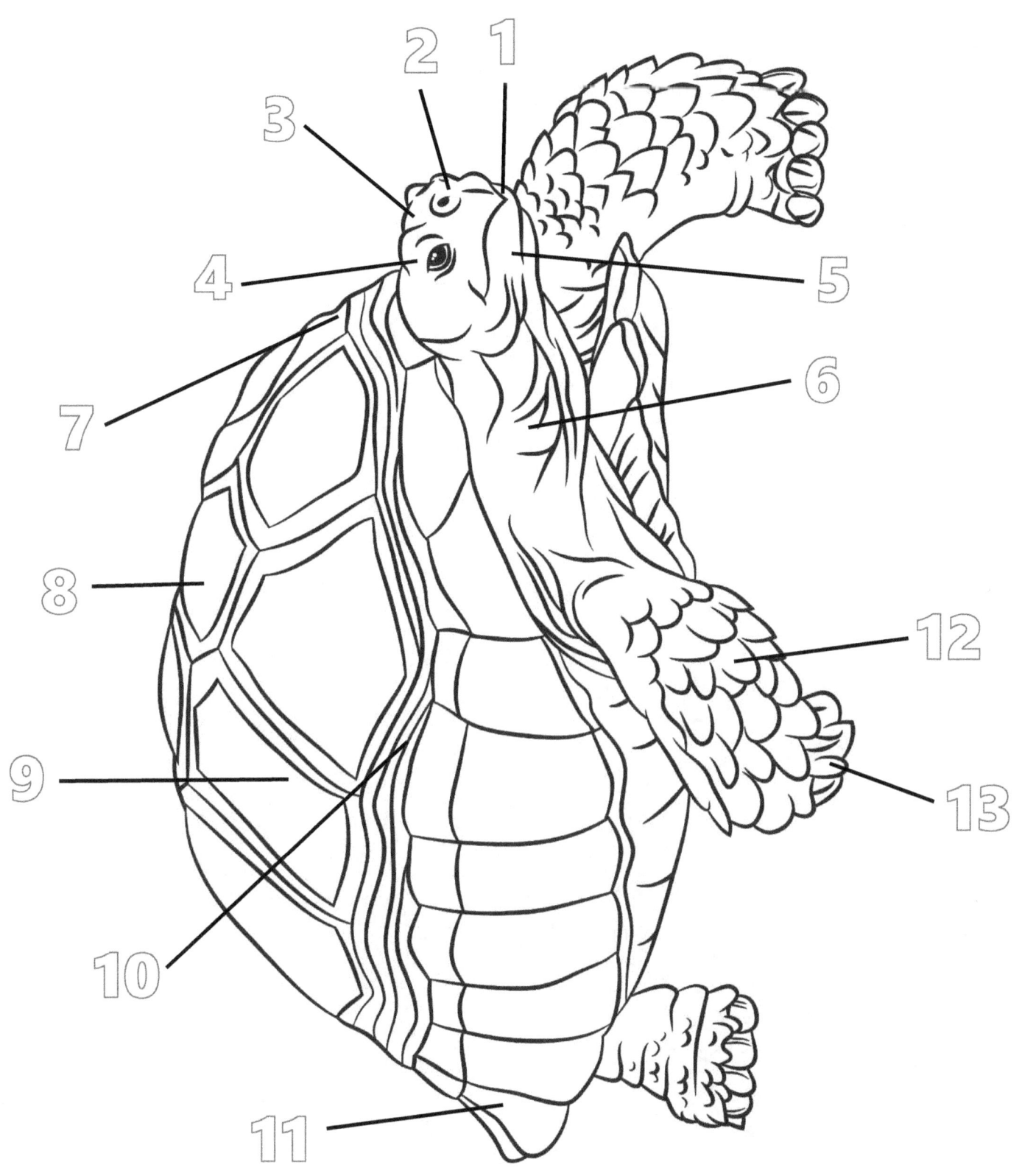

Morphologie de la tortue de mer

Colorez le nom et la partie indiquée:

1. Œil
2. Le bec
3. Tympan
4. Cou
5. Tête
6. Plaque nucale
7. Plaque costale
8. Carapace
9. Peau
10. Plaque marginal
11. Plastron
12. Ponts
13. Plaque vertébrale
14. Plaque supra-caudale
15. Queue
16. Nageoire

Morphologie de la tortue de mer

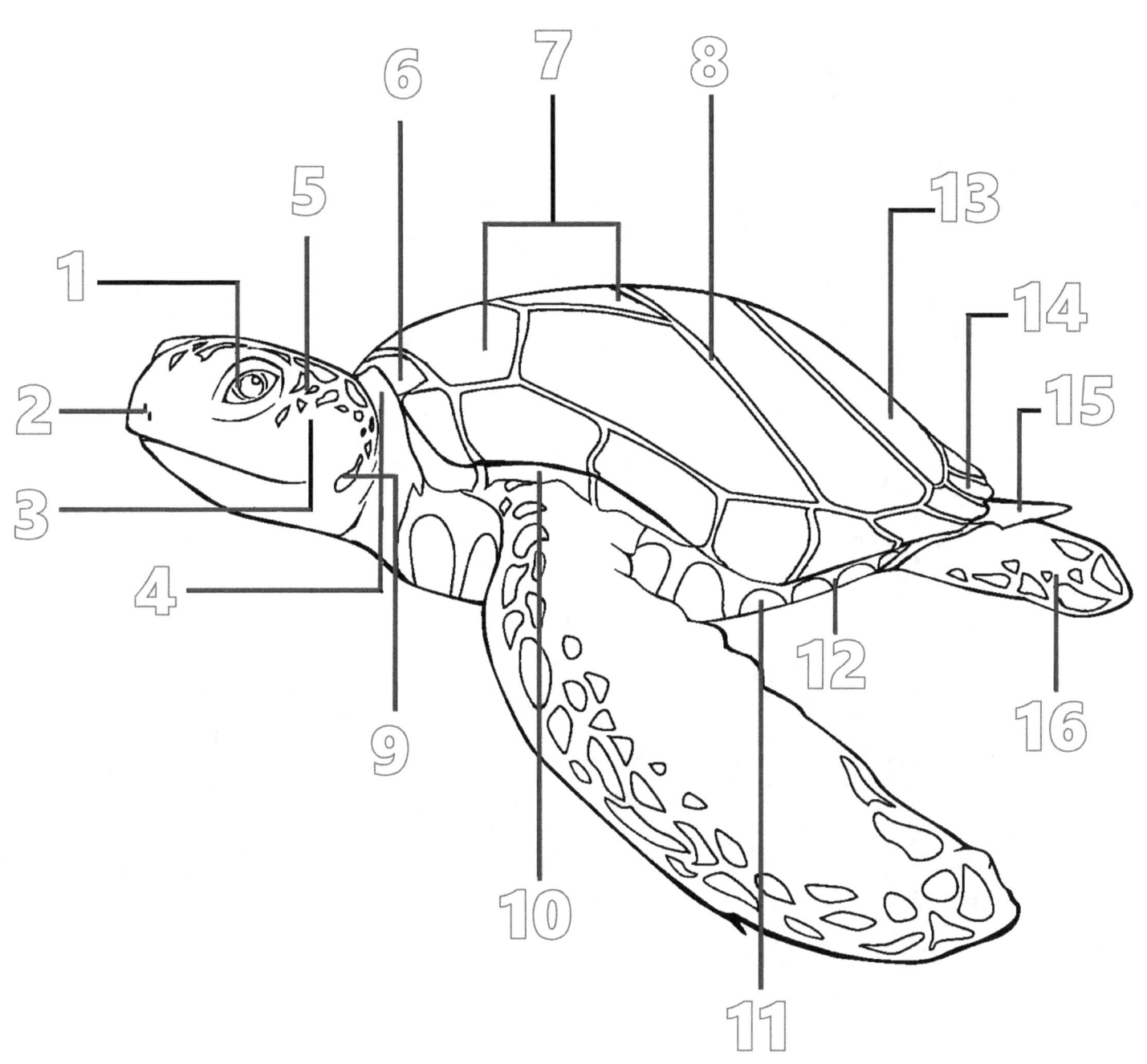

Anatomie interne des tortues de mer

Colorez le nom et la partie indiquée:

1. Artère carotide
2. Œsophage
3. Trachée
4. La moelle épinière
5. Ceinture scapulaire
6. Poumon
7. Estomac
8. Intestin
9. Ovaire
10. Oviducte
11. Rein
12. Aorte dorsale
13. Ceinture pelvienne
14. Fémur
15. Humérus
16. Cœur
17. Foie
18. Vésicule biliaire
19. Colon
20. Vessie urinaire

Anatomie interne des tortues de mer

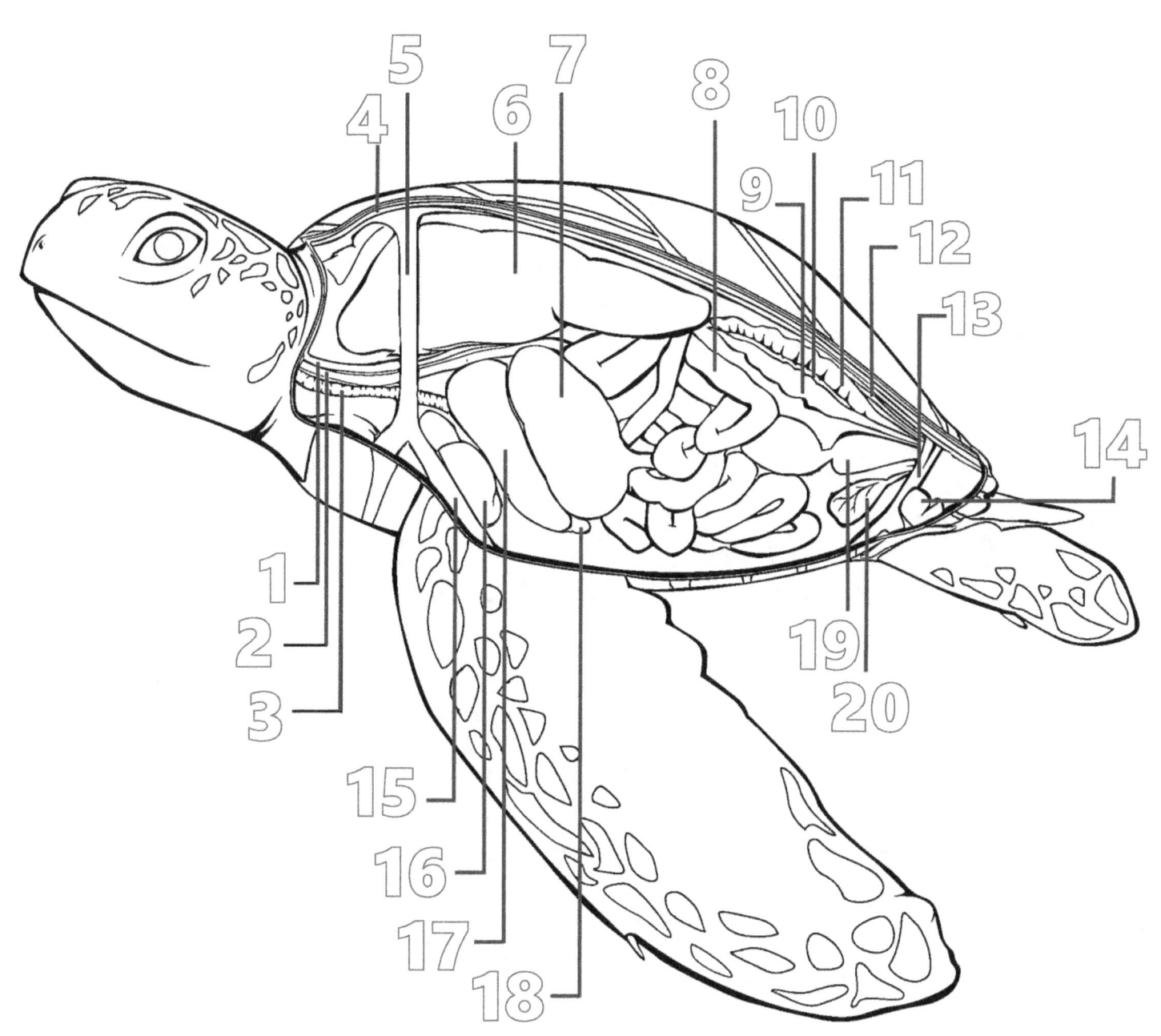

GRANDS ANIMAUX

- Morphologie
- Squelette
- Anatomie Interne

Morphologie de la baleine

Colorez le nom et la partie indiquée:

1. Event
2. Rostre
3. Fanons
4. Sillons gulaires
5. Œil
6. Nageoires pectorales
7. Nageoire dorsale
8. Crête dorsale
9. Nageoire caudale
10. Encoche médiane

Morphologie de la baleine

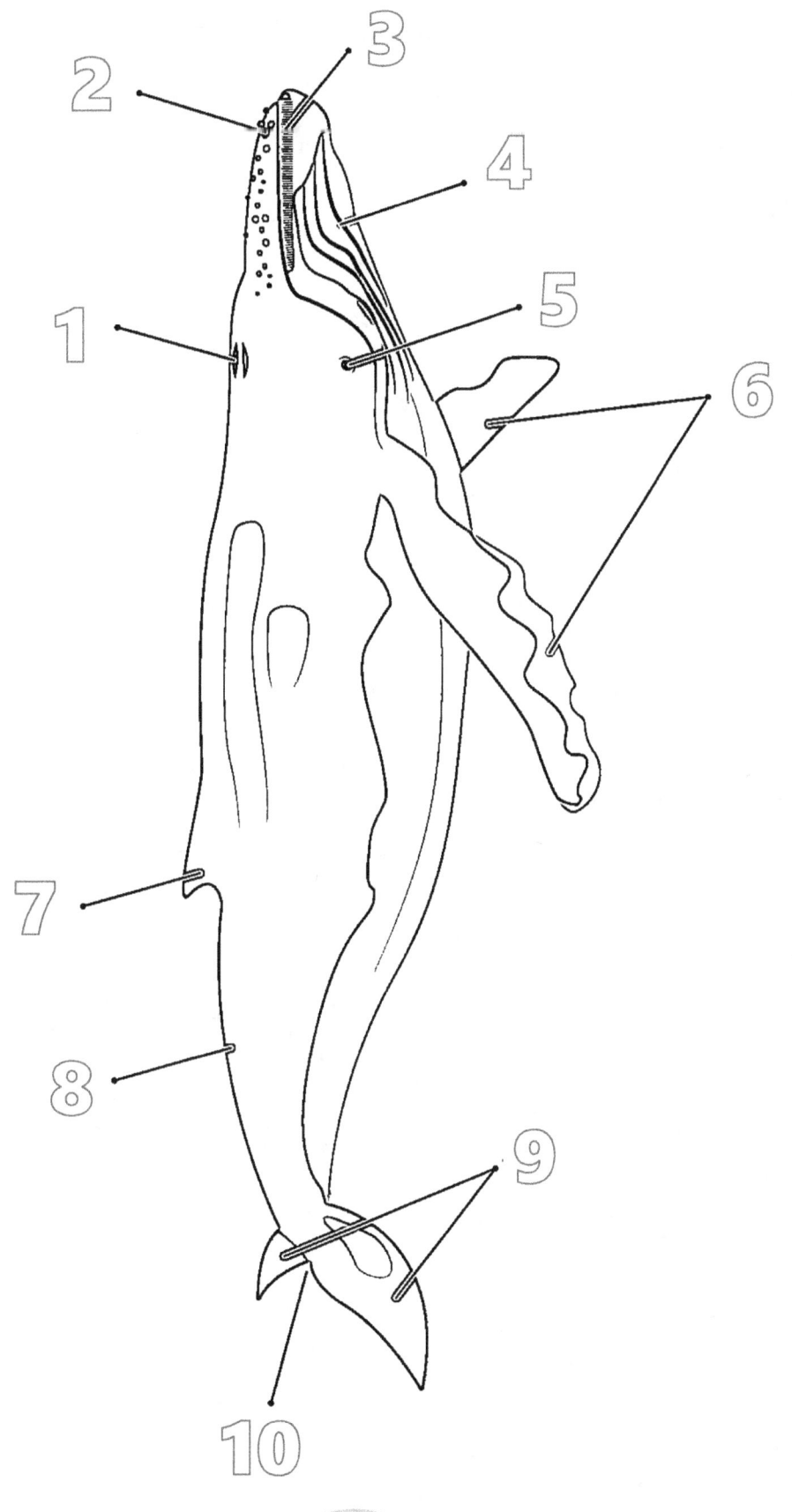

71

Squelette de baleine

Colorez le nom et la partie indiquée:

1. Crâne
2. Atlas
3. Vertèbre thoracique
4. Vertèbre lombaire
5. Vertèbre caudale
6. Omoplate
7. Humérus
8. Radius
9. Cubitus
10. Côtes
11. Os de chevron

Squelette de baleine

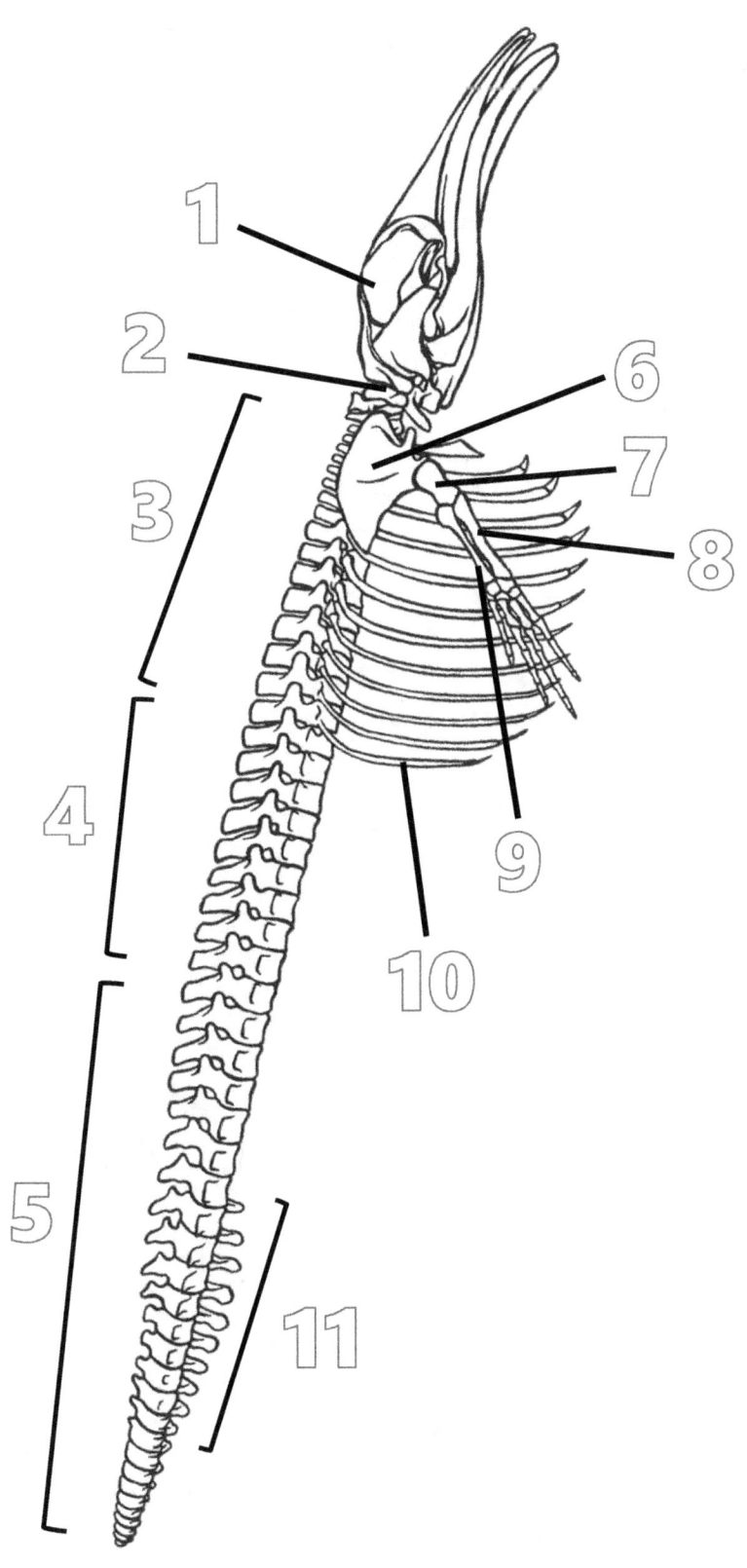

Anatomie interne des baleines

Colorez le nom et la partie indiquée:

1. Cerveau
2. Poumon
3. Estomac
4. Œsophage
5. Cœur
6. Rein
7. Intestins
8. Rectum

Anatomie interne des baleines

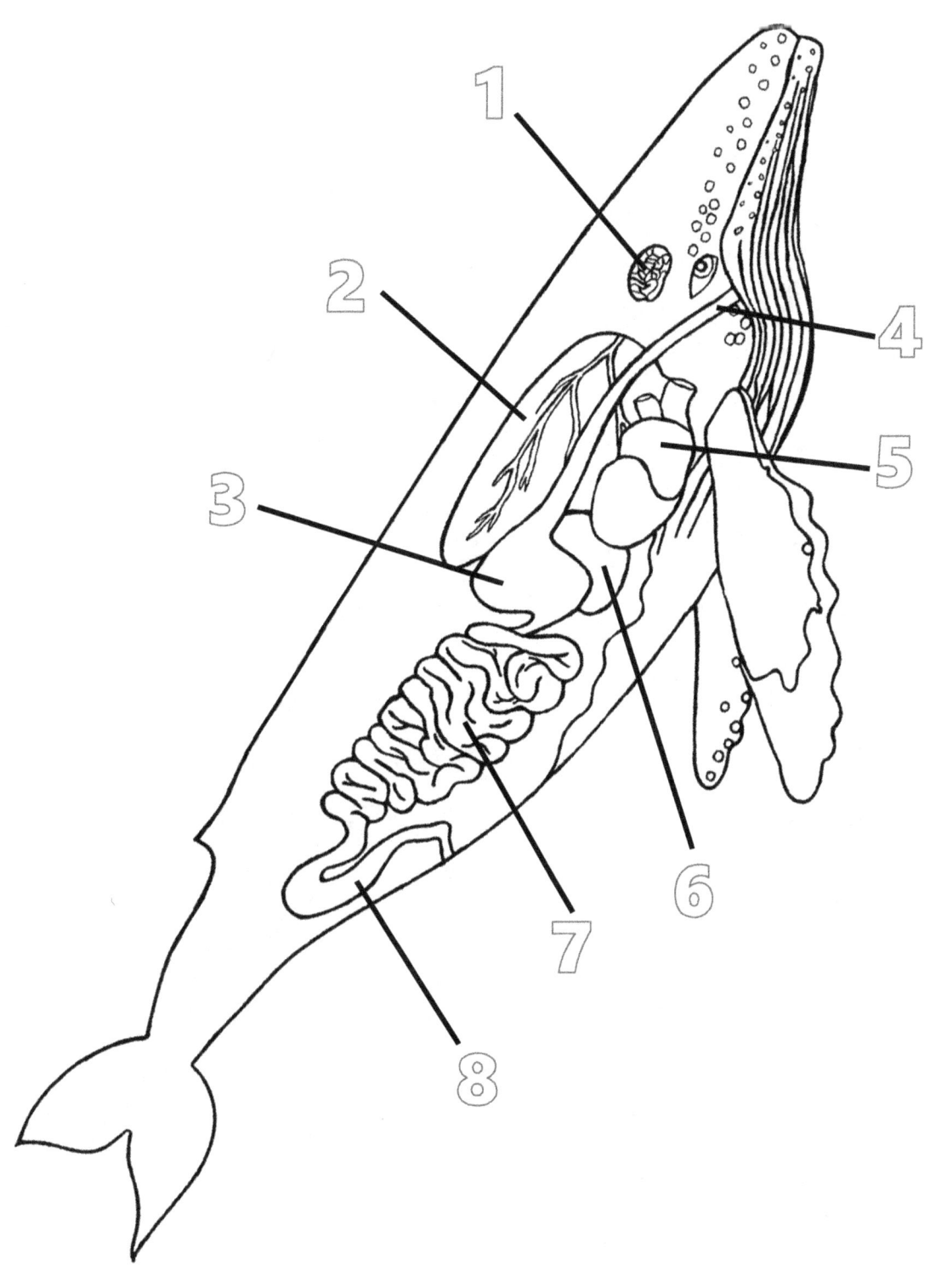

Morphologie du cheval

Colorez le nom et la partie indiquée:

1. Naseau
2. Toupet
3. Nuque
4. Crête
5. Crinière
6. Garrot
7. Menton
8. Ganache
9. Épaule
10. Avant bras
11. Genou
12. Canon
13. Paturon
14. Ventre
15. Hanche
16. Croupe
17. Couard
18. Flanc
19. Fesse
20. Cuisse
21. Grasset
22. Jambe
23. Jarret
24. Boulet
25. Sabot

Morphologie du cheval

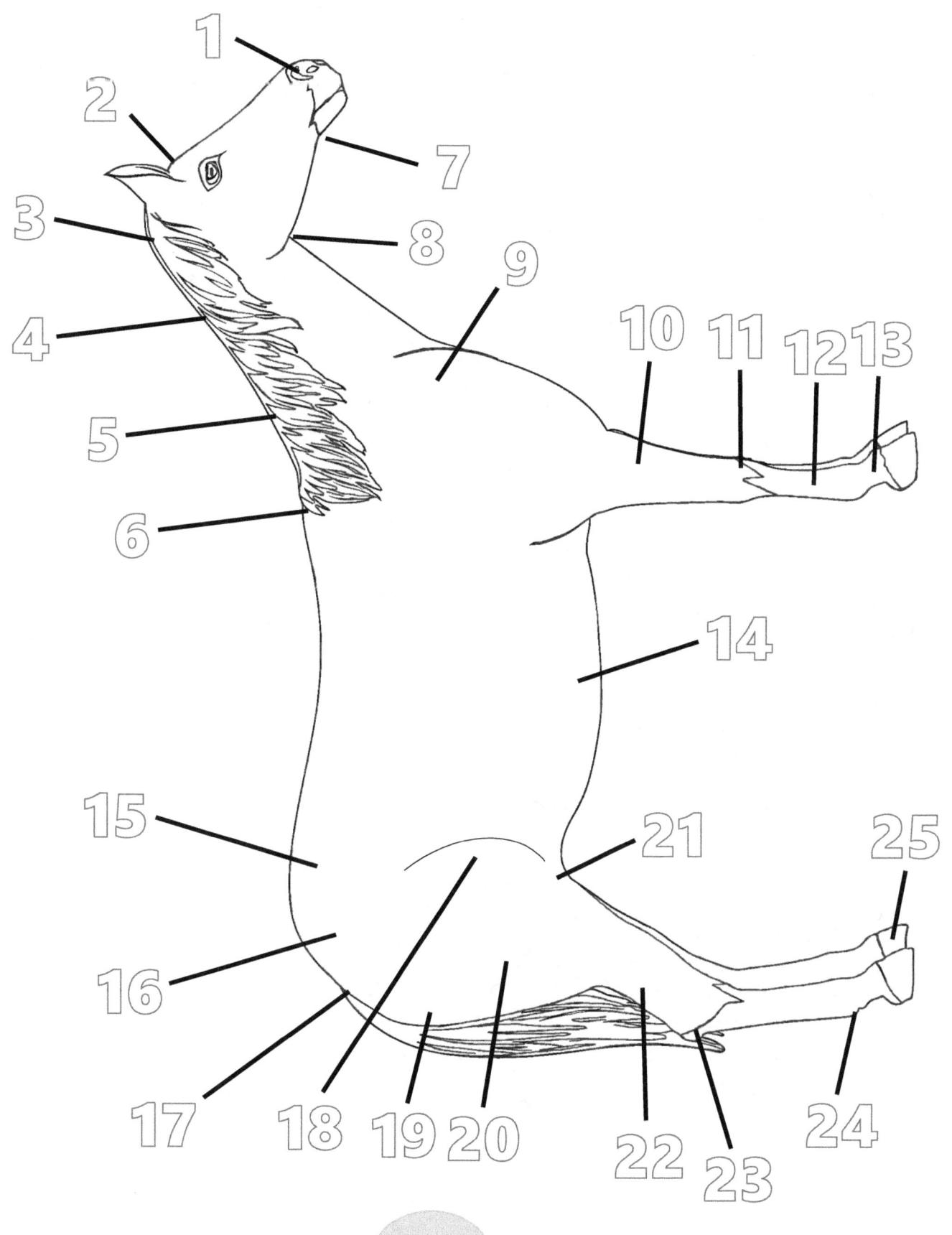

Squelette de cheval

Colorez le nom et la partie indiquée :

1. Crâne
2. Vertèbres cervicales
3. Omoplate
4. Humérus
5. Cubitus
6. Radius
7. Carpe
8. Métacarpe
9. Phalange
10. Vertèbre thoracique
11. Vertèbre lombaire
12. Bassin
13. Fémur
14. Rotule
15. Fibule
16. Tibia
17. Tarse
18. Métatarse

Squelette de cheval

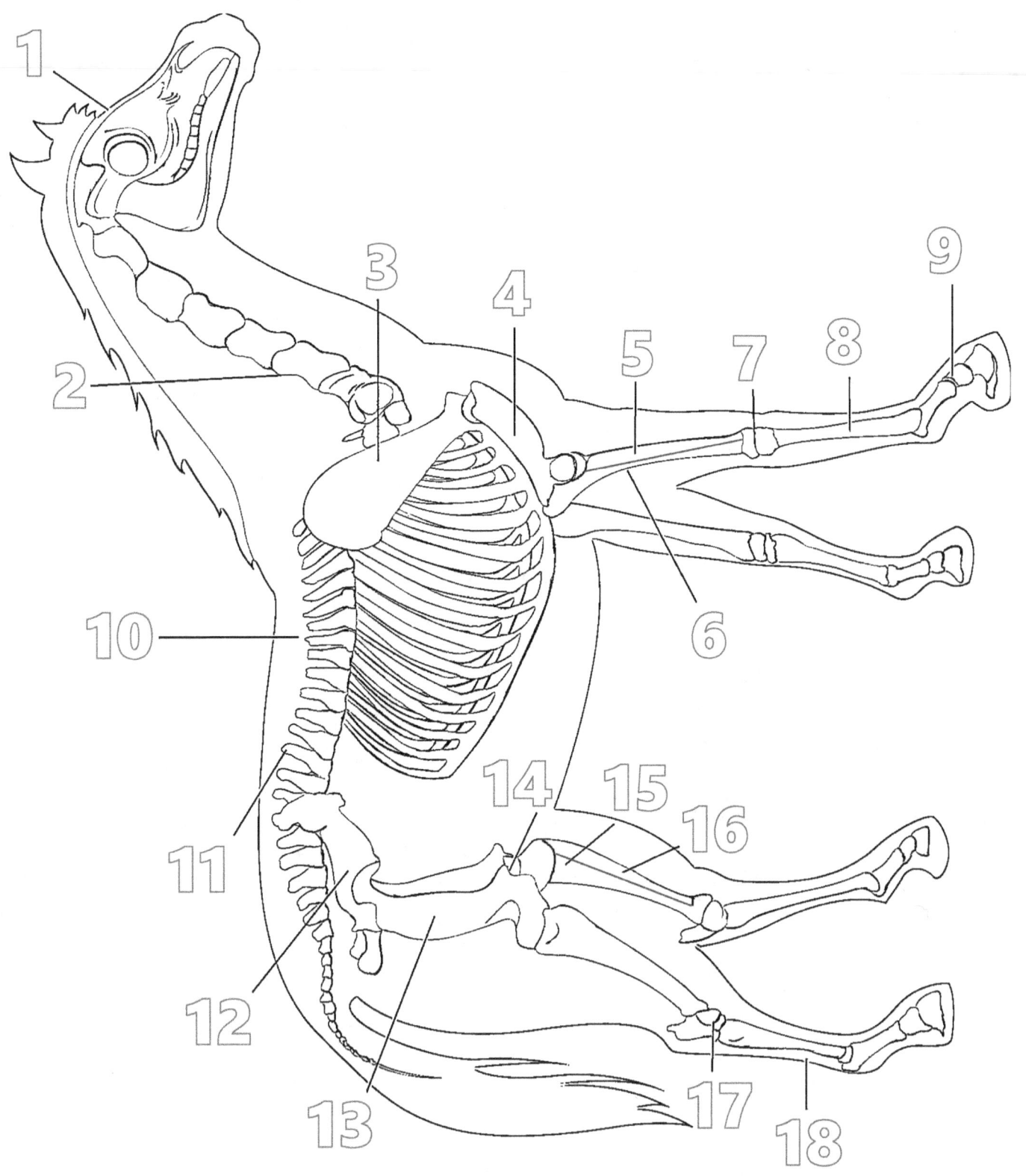

79

Anatomie interne du cheval

Colorez le nom et la partie indiquée:

1. Œsophage
2. Poumons
3. Cœur
4. Estomac
5. Rate
6. Intestin grêle
7. Rectum
8. Gros intestin

Anatomie interne du cheval

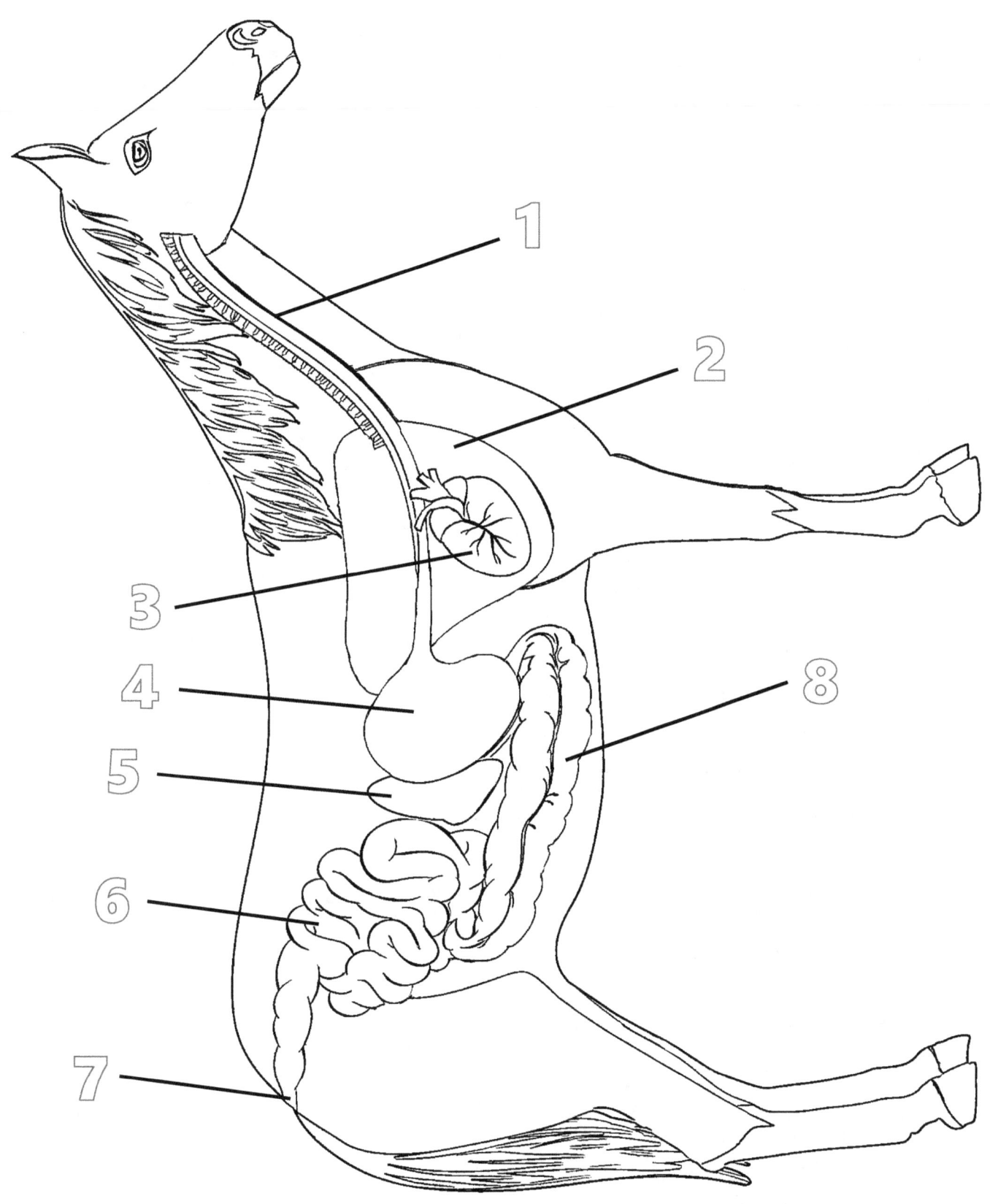

81

Squelette de crocodile

Colorez le nom et la partie indiquée:

1. Crâne
2. Mâchoire
3. Vertèbres cervicales
4. Vertèbre thoracique
5. Vertèbre lombaire
6. Sacrum
7. Vertèbres caudales
8. Omoplate
9. Humérus
10. Radius
11. Cubitus
12. Côte
13. Fibule
14. Phalange
15. Métatarse
16. Tarse
17. Tibia
18. Fémur

Squelette de crocodile

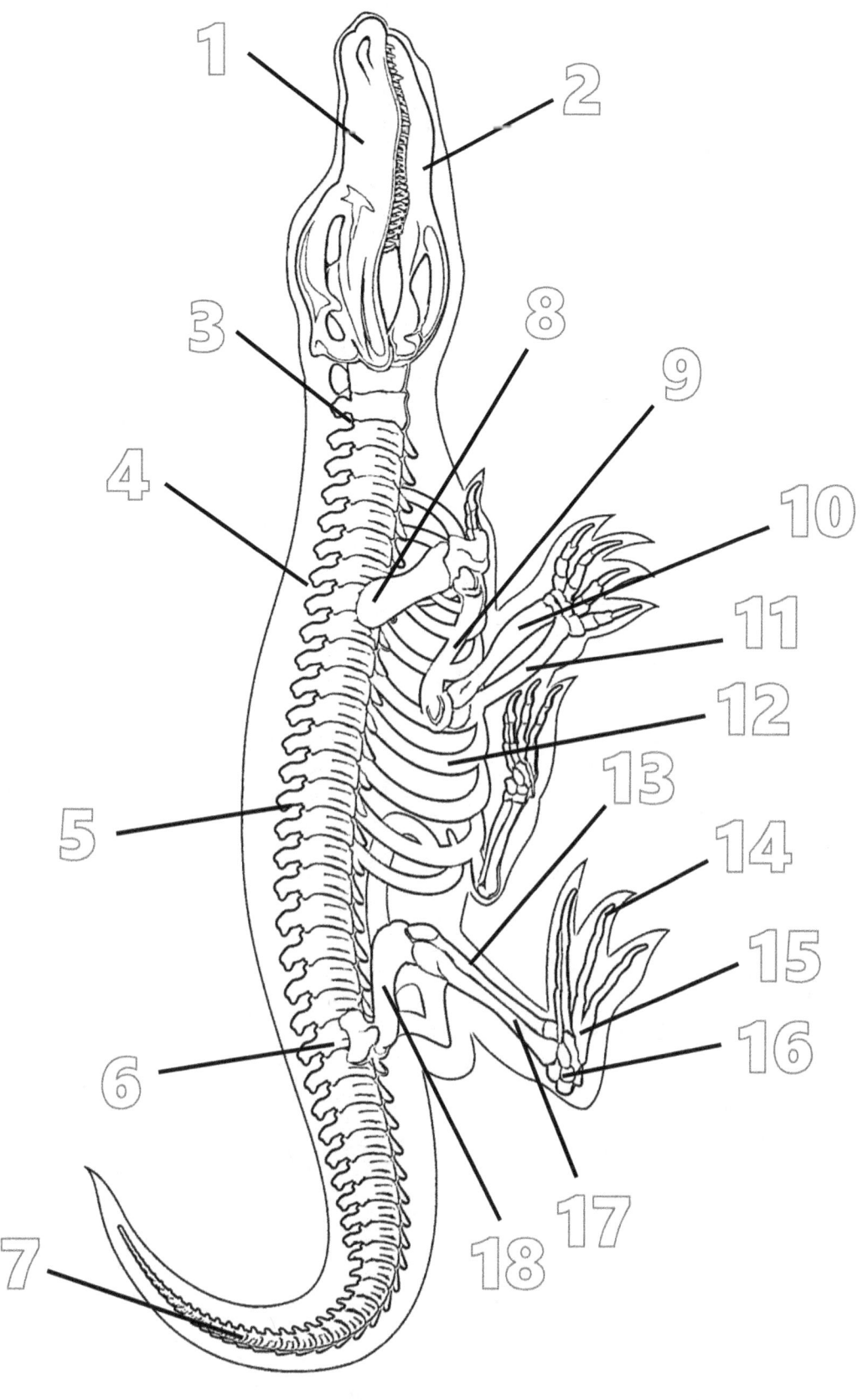

83

Morphologie de la girafe

Colorez le nom et la partie indiquée:

1. Oreille
2. Cornes courtes poilues
3. Œil
4. Fosses nasales
5. Bouche
6. Cou
7. Crinière
8. Motif tacheté
9. Queue
10. Patte
11. Sabot

Morphologie de la girafe

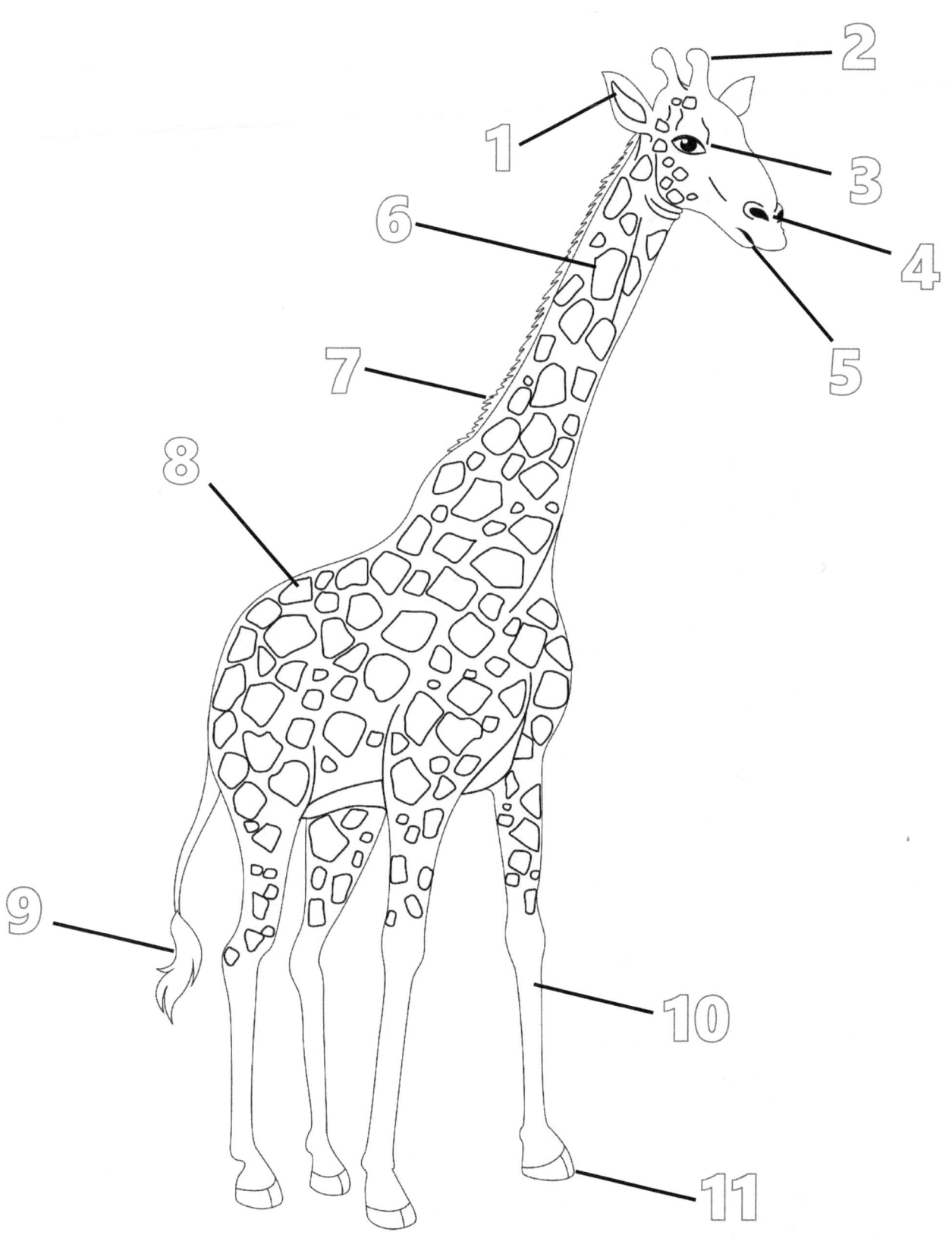

Squelette de girafe

Colorez le nom et la partie indiquée:

1. Crâne
2. Orbite de l'oeil
3. Os nasal
4. Mâchoire
5. Vertèbres cervicales
6. Vertèbre thoracique
7. Vertèbre lombaire
8. Vertèbre sacrée
9. Vertèbre caudale
10. Fémur
11. Fibule
12. Tubercule calcanéen
13. Côtes
14. Omoplate
15. Humérus
16. Radius
17. Carpe
18. Métacarpe
19. Phalanges

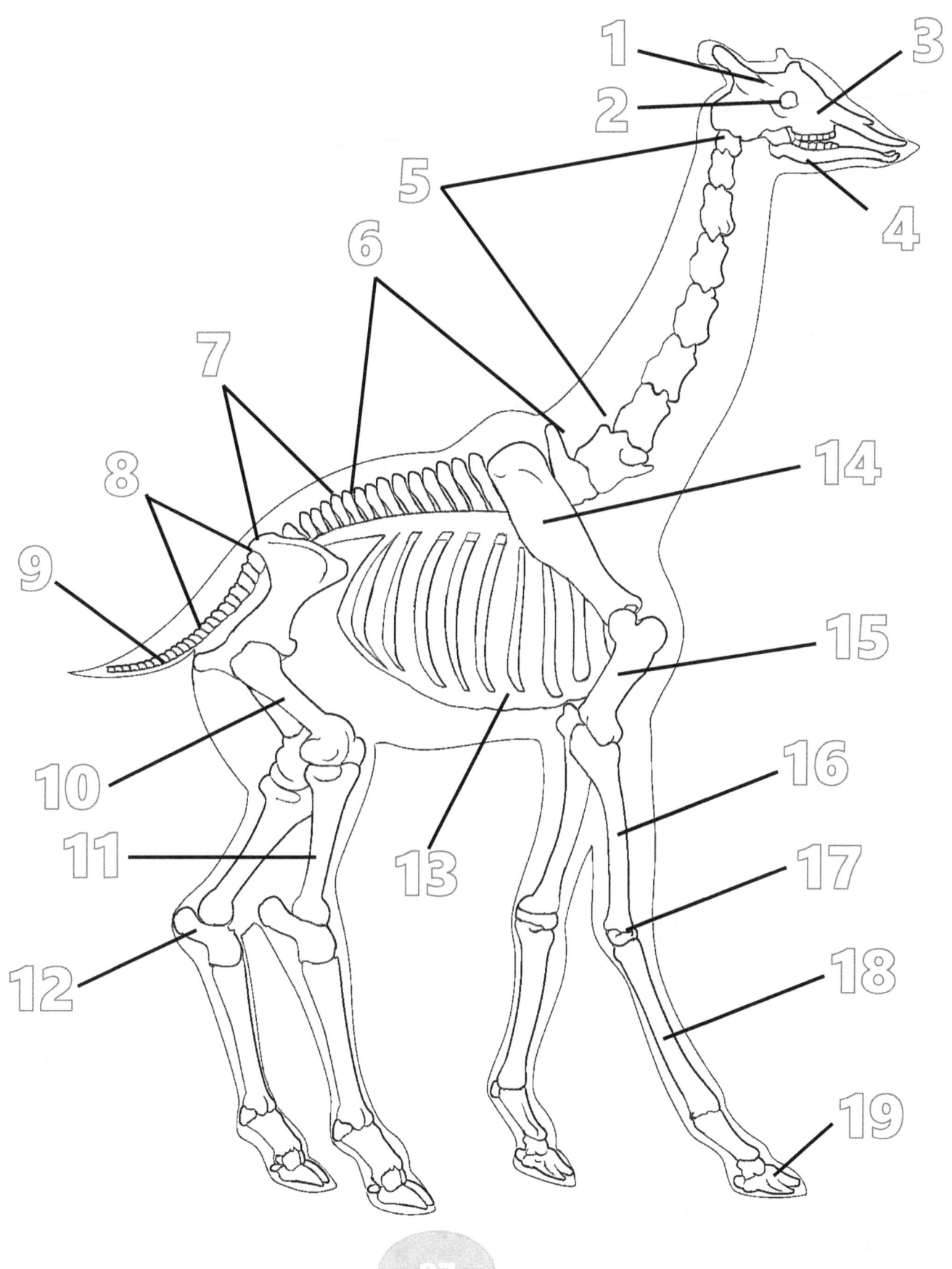

Morphologie du lamantin

Colorez le nom et la partie indiquée:

1. Œil
2. Ouverture d'oreille
3. Fosse nasale
4. Moustaches
5. Glande mammaire
6. Coude
7. Cicatrices de Barnacle
8. Algues
9. Pédoncule
10. Nageoire caudale
11. Ailette
12. Nombril

Morphologie du lamantin

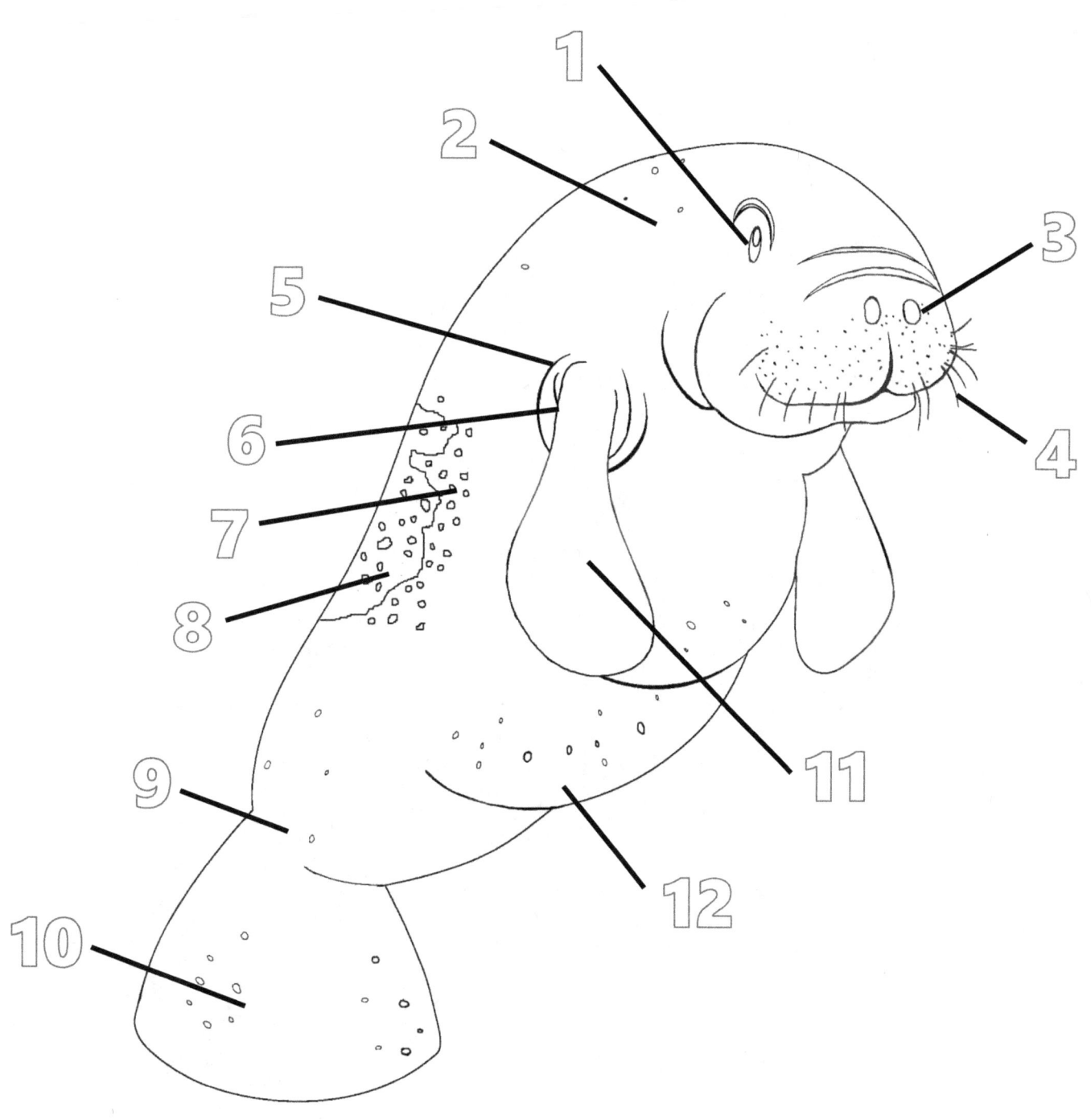

89

Morphologie de l'éléphant

Colorez le nom et la partie indiquée:

1. Œil
2. Défenses
3. Trompe
4. Oreille
5. Peau
6. Patte

Morphologie de l'éléphant

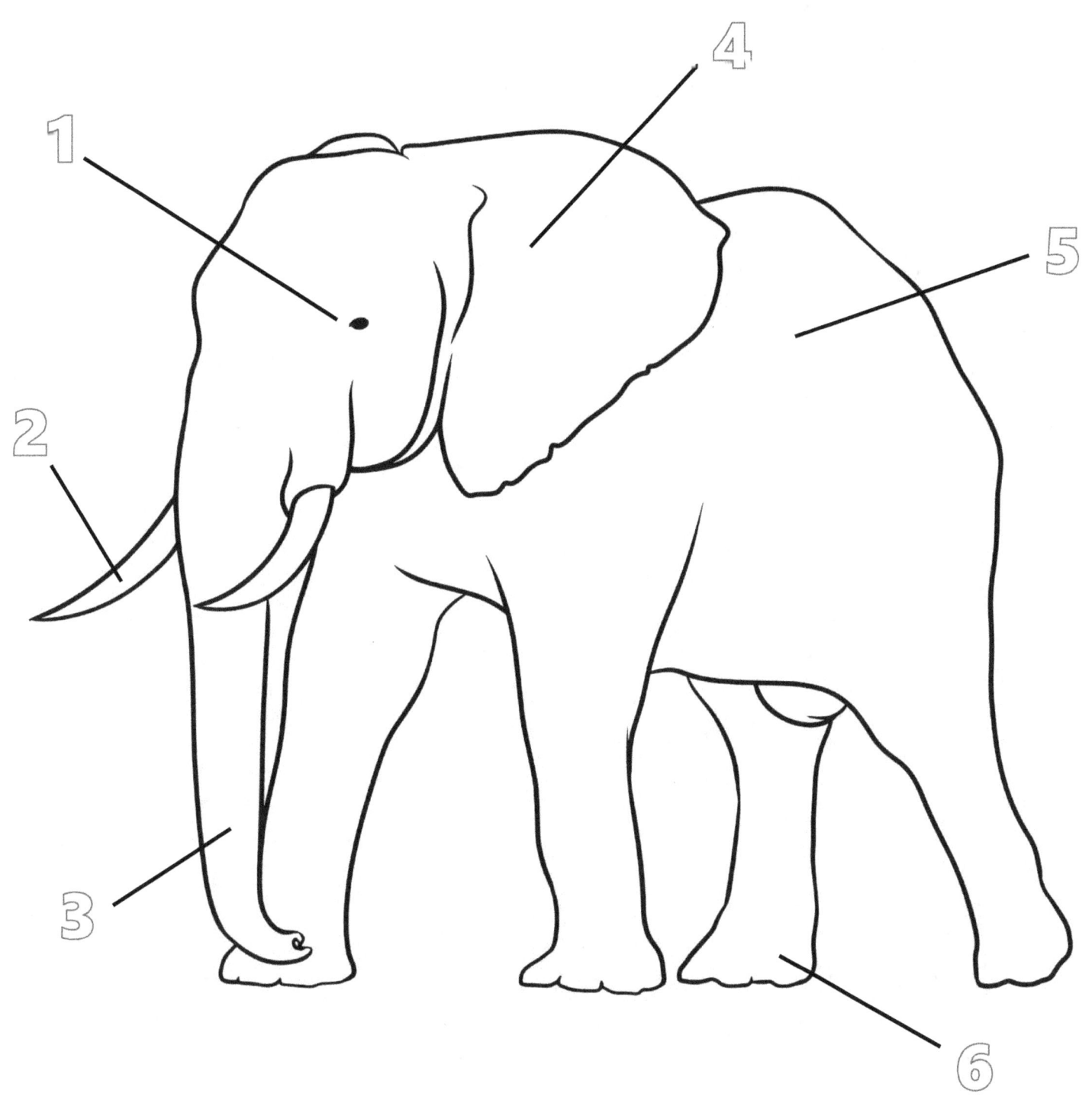

Squelette d'éléphant

Colorez le nom et la partie indiquée:

1. Partie proximale de la défense
2. Crâne
3. Vertèbres cervicales
4. Vertèbre thoracique
5. Vertèbre lombaire
6. Bassin
7. Vertèbres caudales
8. Humérus
9. Cubitus
10. Métacarpe
11. Phalanges
12. Côte
13. Fémur
14. Rotule
15. Tibia
16. Métatarse

Squelette d'éléphant

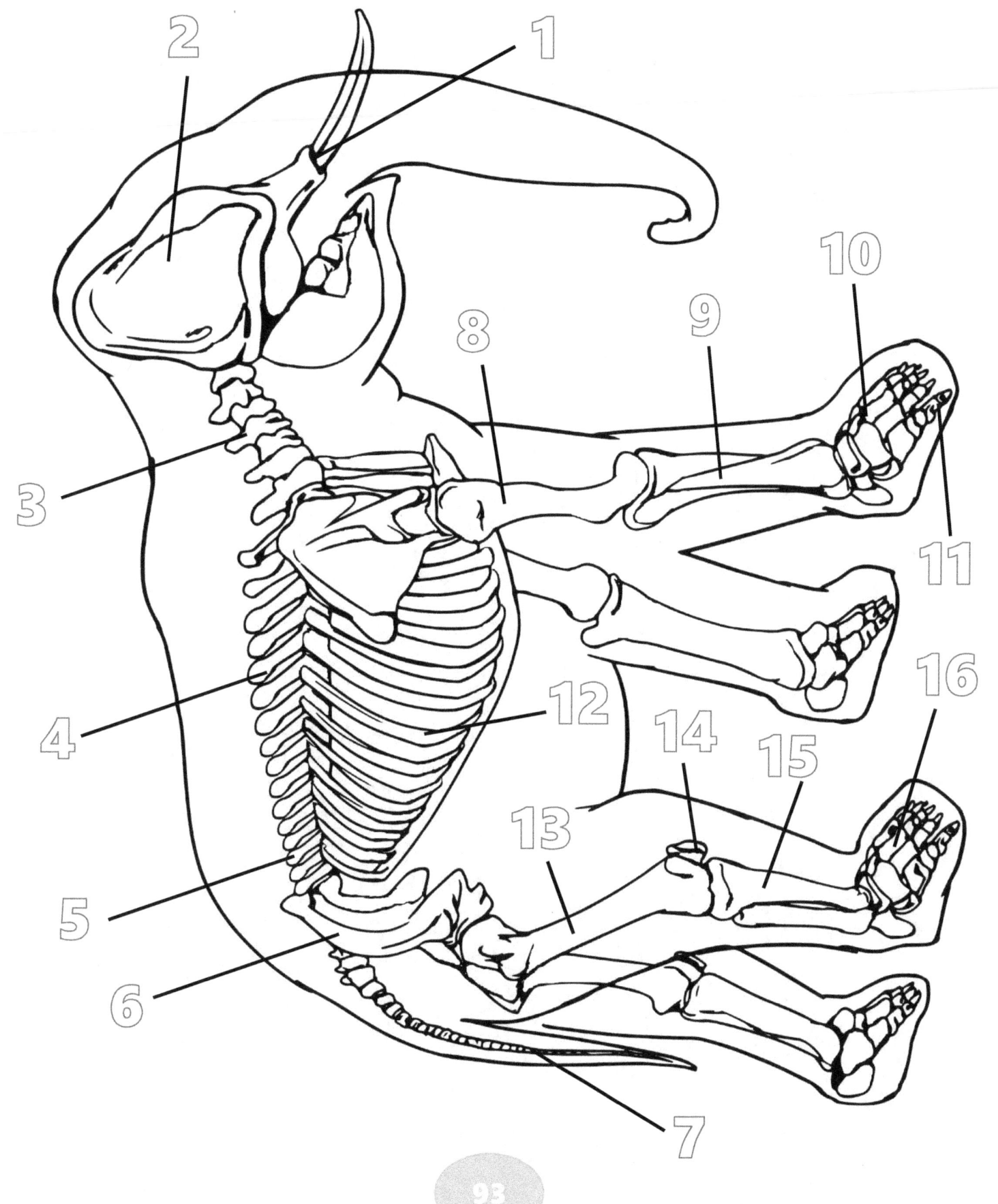

93

Squelette de requin

Colorez le nom et la partie indiquée:

1. Crâne
2. Mâchoire
3. Arche de Gill
4. Nageoire dorsale
5. Colonne vertébrale
6. Deuxième nageoire dorsale
7. Nageoire pelvienne
8. Nageoire anale
9. Queue

Squelette de requin

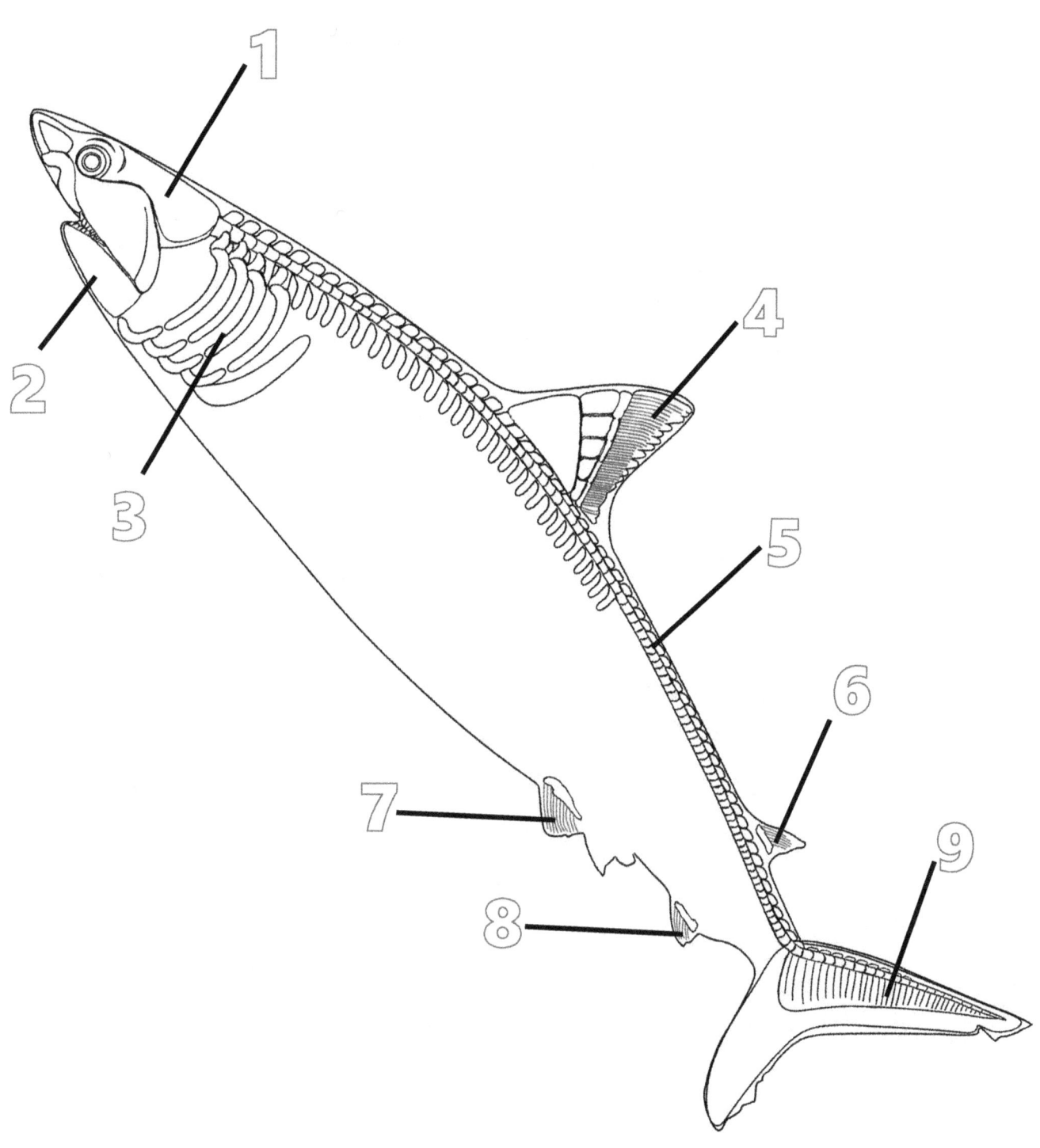

Anatomie interne du requin

Colorez le nom et la partie indiquée:

1. Estomac
2. Pancréas
3. Nageoire dorsale
4. Ovaire
5. Utérus
6. Rein
7. Branchies
8. Rate
9. Cœur
10. Foie
11. Nageoire caudale

Anatomie interne du requin

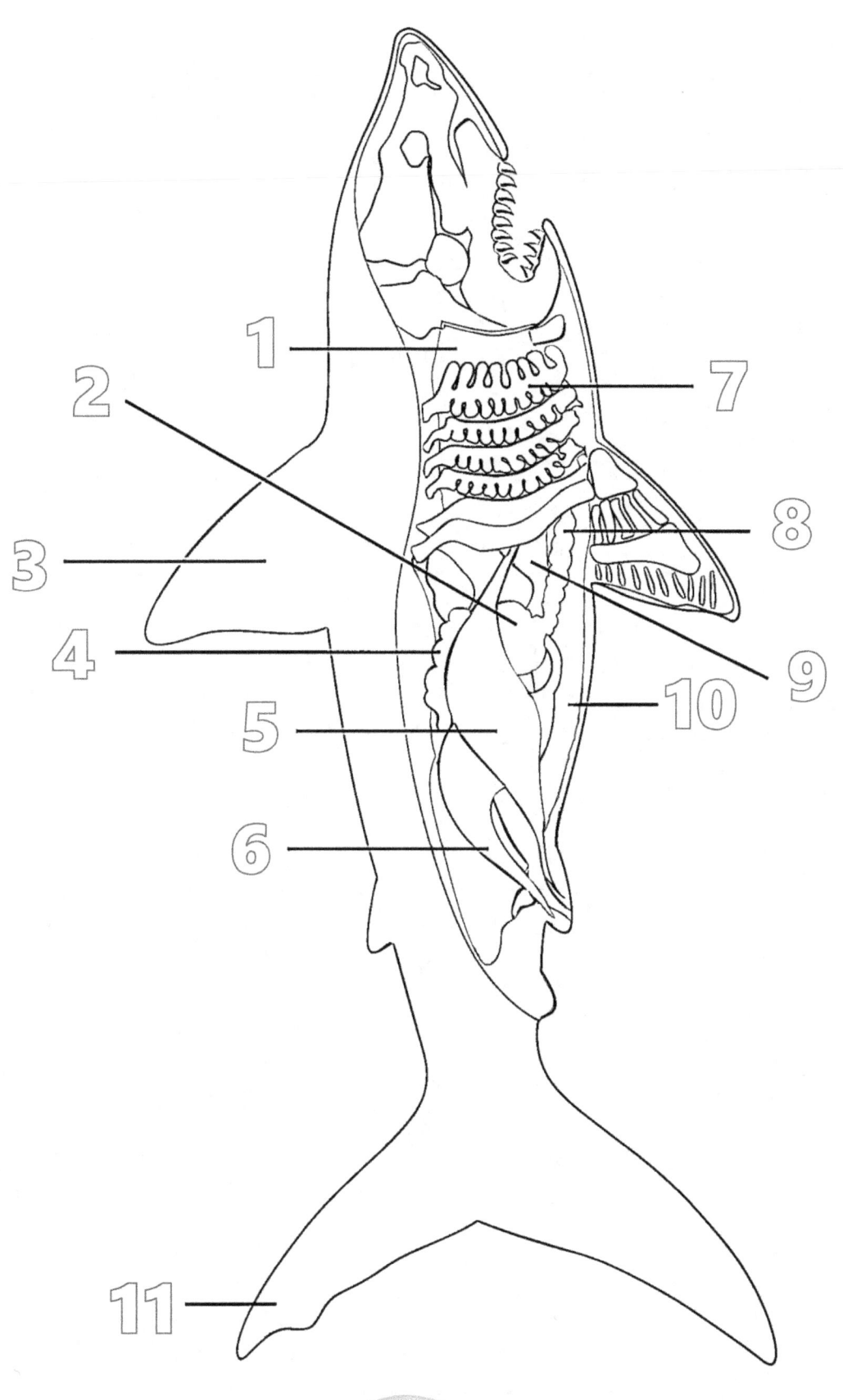

Morphologie de la vache

Colorez le nom et la partie indiquée:

1. Cornes
2. Oreilles
3. Narine
4. Museau
5. Gorge
6. Garrot
7. Baril
8. Avant-pis
9. Trayon
10. Ischion
11. Queue
12. Jarret
13. Ergot
14. Sabot

Morphologie de la vache

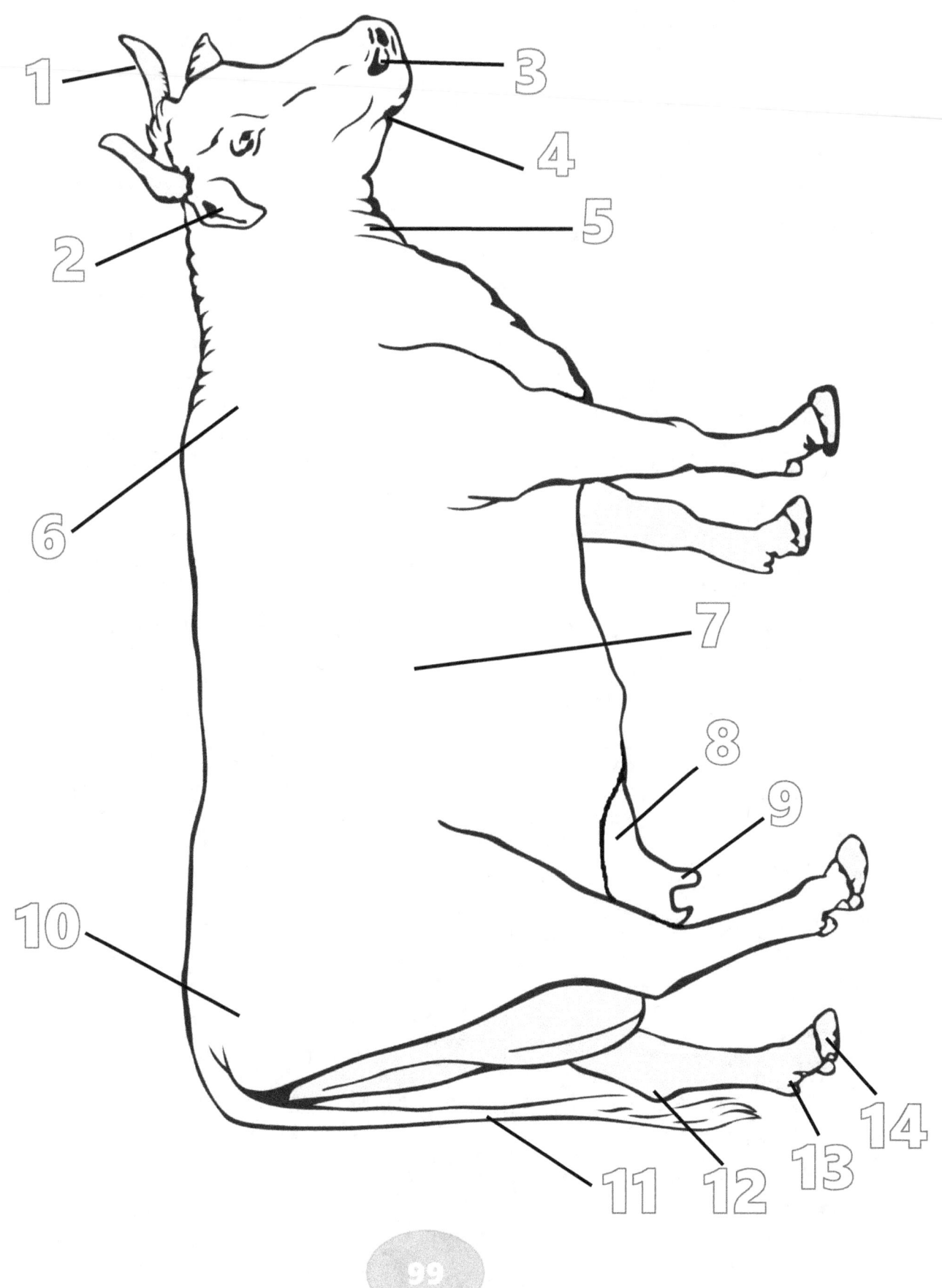

Squelette de vache

Colorez le nom et la partie indiquée:

1. Atlas
2. Orbite
3. Maxillaire
4. Mâchoire
5. Humérus tubérosité
6. Humérus
7. Sternum
8. Cubitus
9. Radius
10. Carpe
11. Métacarpe
12. Phalanges
13. Olécrâne
14. Côtes
15. Vertèbres cervicales
16. Omoplate
17. Épine scapulaire
18. Vertèbre thoracique
19. Vertèbre lombaire
20. Tubérosité coxae
21. Ilium
22. Vertèbres sacrées
23. Grand trochanter
24. Vertèbres coccygiennes
25. Fémur
26. Patella
27. Tibia
28. Articulation fémorotibiale
29. Tarse
30. Tubérosité calcanéenne
31. Métatarse

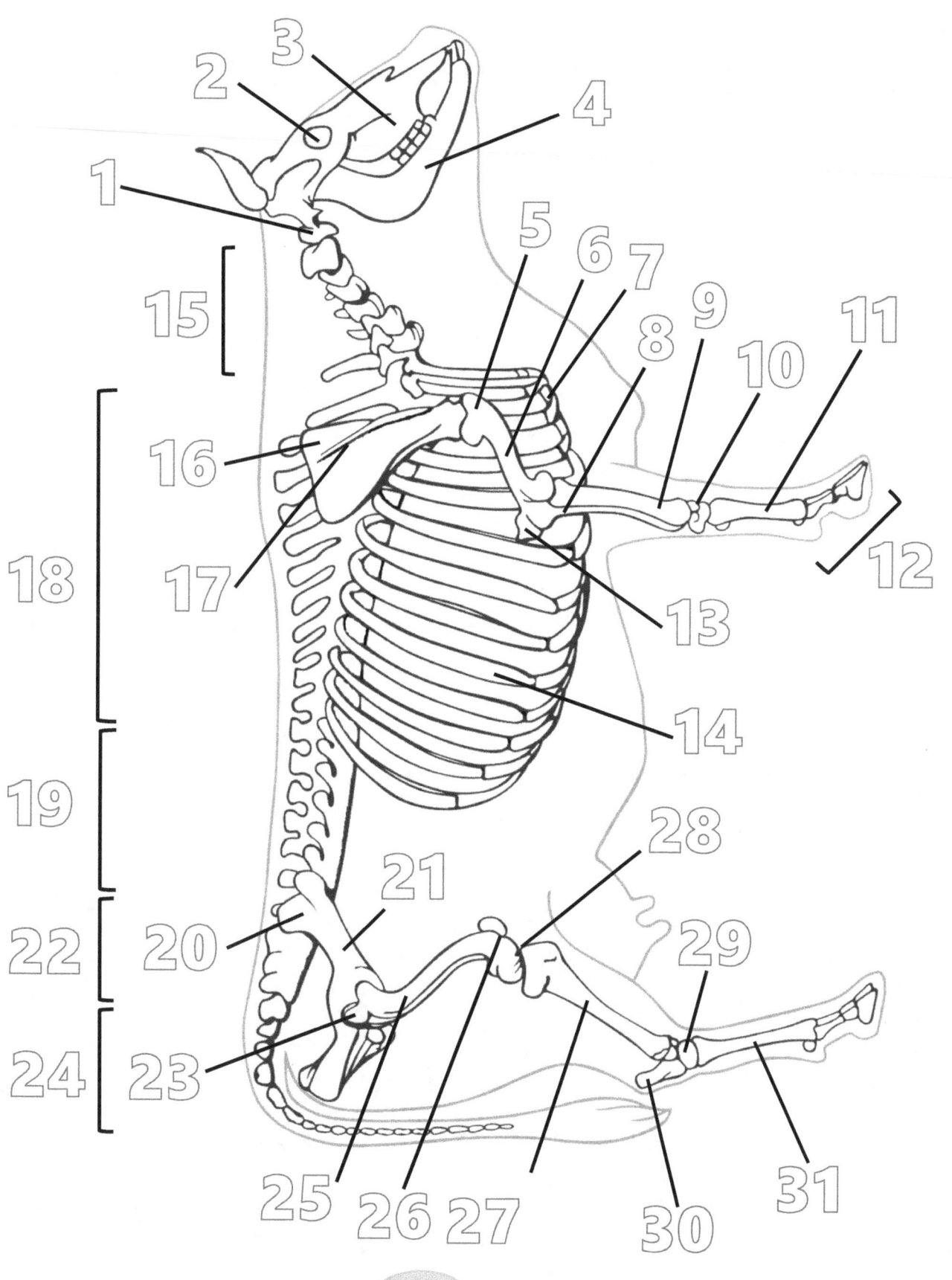

Anatomie interne de la vache

Colorez le nom et la partie indiquée :

1. Trachée
2. Œsophage
3. Poumon
4. Foie
5. Cœur
6. Réseau
7. Feuillet
8. Caillette
9. Panse
10. Intestin grêle
11. Rectum
12. Gros intestin

Anatomie interne de la vache

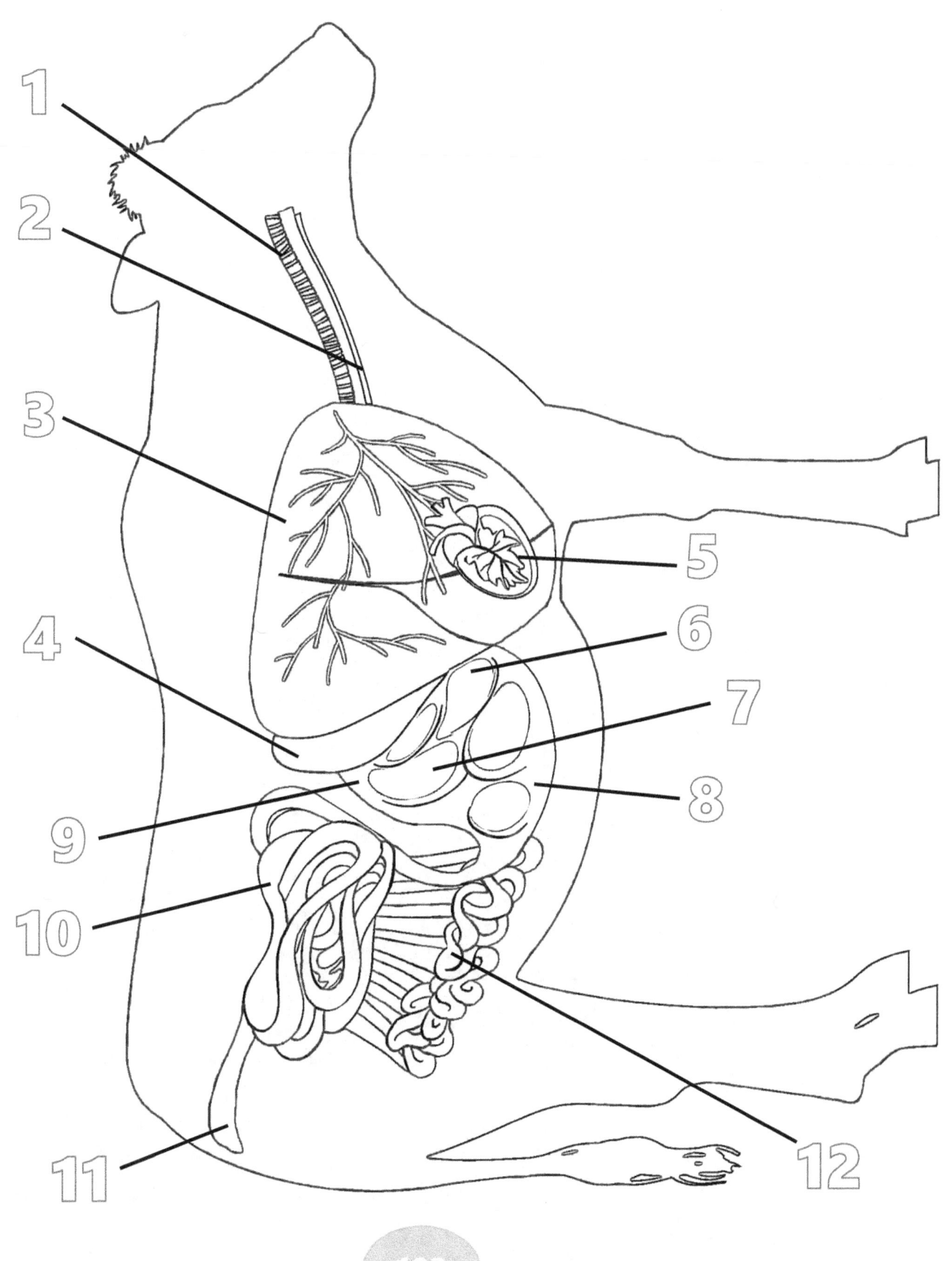

CONCLUSION

Merci beaucoup pour votre achat et j'aimerais vous dire que je suis très heureux de vous aider à apprendre la terminologie de base de l'anatomie vétérinaire.

Si vous avez apprécié ce livre, veuillez laisser un commentaire sur Amazon. Les avis nous aident à continuer de fournir un contenu de valeur à tout le monde, et un avis signifierait beaucoup pour nous.

Merci à nouveau!

Summer Q. S. Parks
TFC Guide Publishing

JUSTE UN PETIT VEUILLEZ ...

N'hésitez pas à envoyer vos questions ou commentaires via:

Courriel: admin@tfcguide.com

Envoyez-nous un message par e-mail et nous vous enverrons en cadeau un pdf avec quelques images supplémentaires à colorier.

Notre objectif est d'améliorer et de créer des livres de valeur pour vous.

Merci à nouveau!

Summer Q. S. Parks
TFC Guide Publishing

Autres livres de Summer Q. S. Parks

www.ingramcontent.com/pod-product-compliance
Lightning Source LLC
Chambersburg PA
CBHW081436220526
45466CB00008B/2407